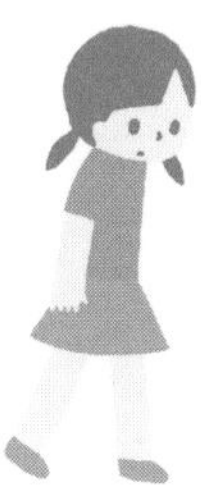

監修 古荘純一

青山学院大学教授

小

空気を読みすぎる子どもたち

子どもの本音をイラスト図解！

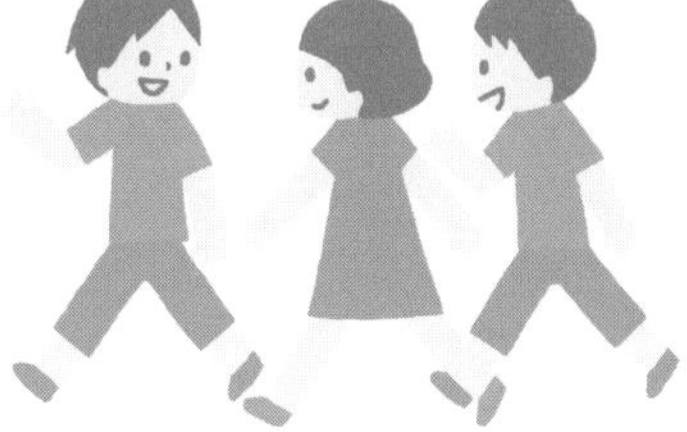

kokoro library

講談社

まえがき

私の外来を受診してくる子のなかに、「疲れています」と言う子や、疲れている子が目立ちます。小学一年生の子もいます。なぜ子どもたちは小さいうちから、こんなに疲れてしまうのでしょう。

本書で考えていくのは、空気を読みすぎる子どもたちです。誰でも、ある程度は空気を読んで生活していますが、読みすぎはよくありません。親、学校、友だちの空気を読みすぎ、緊張しつづけていれば、疲弊します。

そもそも、子どもたちは忙しすぎます。小学校で習う内容は、かつてより格段に増え、宿題の量も半端ではありません。そのうえ、週二～三回は塾や習い事に通っています。大きなストレスになっているのです。

親に自信がないのでしょう。自分たちの将来も子どもの将来も心配です。「〇歳で〇〇ができているはず」といった情報がたくさん入るので、スタート段階でおくれをとらないようにと、早期教育をさせるようです。しかし、情報の多くは商業サービスです。早期教育はスタートをほんの少し早めるだけで、将来の成功につながる根拠はまったくありません。

大切なのは、子どもの自己肯定感を保つことです。子どもたちの権利を尊重するというと、遠い話になりますが、子どもの意思や選択を信じてほしいのです。世の中が全体的に、お互いを信じられなくなっているので、子どもを信じることができず、口を出したくなるのかもしれません。しかし、子どもたちは、言葉に出さないだけでわかっています。伸びる力を信じましょう。それほど大きなストレスがなければ、成長していくにつれ、自分で社会性を身につけていきます。

子どもは本来、自由で闊達《かったつ》です。空気を読みすぎて疲れている子どもは少数派だと思いますが、ぜひ心身の健康を取り戻してほしいと願っています。本書では主に就学前から一〇歳ぐらいまでを考えていますが、それ以上の年齢の子どもたちにも、参考になる内容です。

青山学院大学教授　小児精神科医
古荘純一

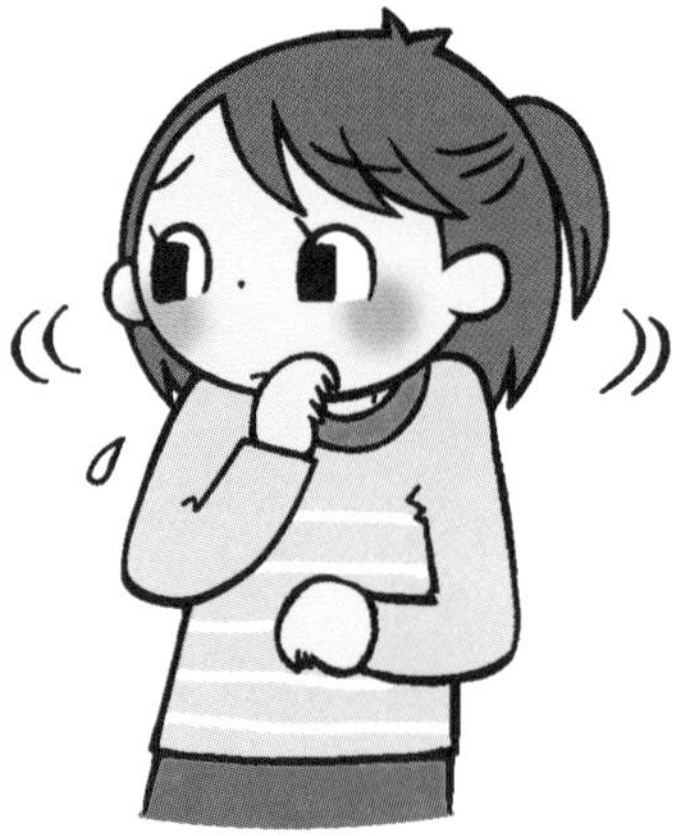

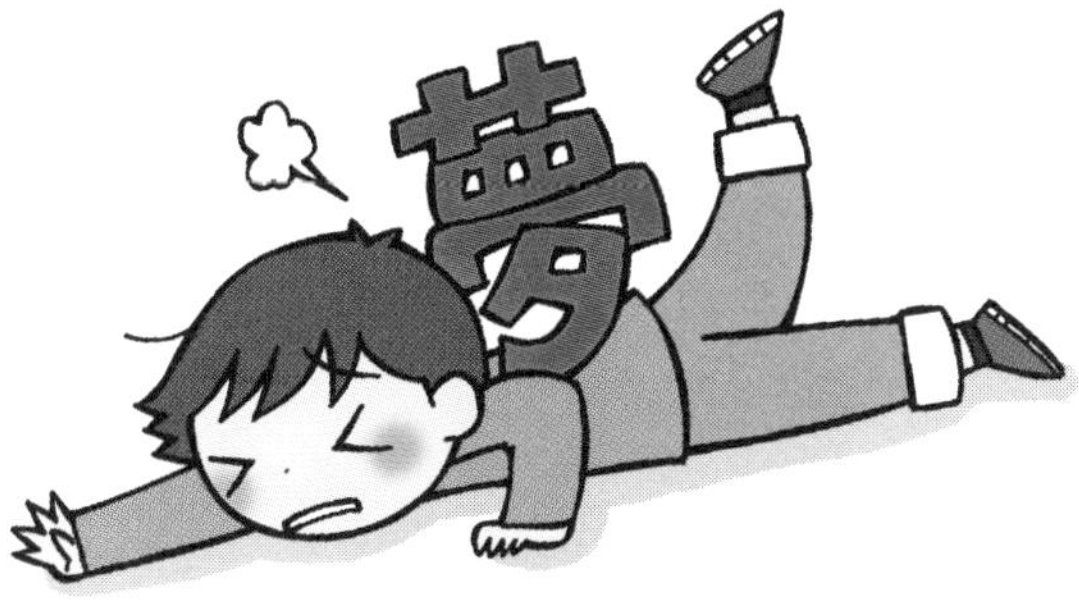

夢

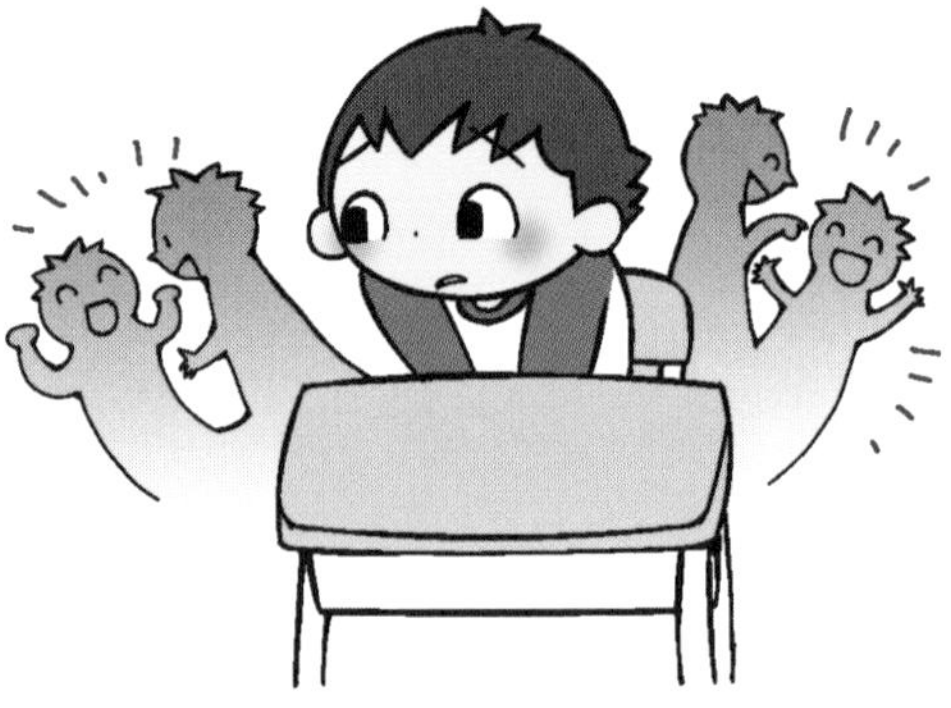

5 大人が心がけたい八つのこと……81

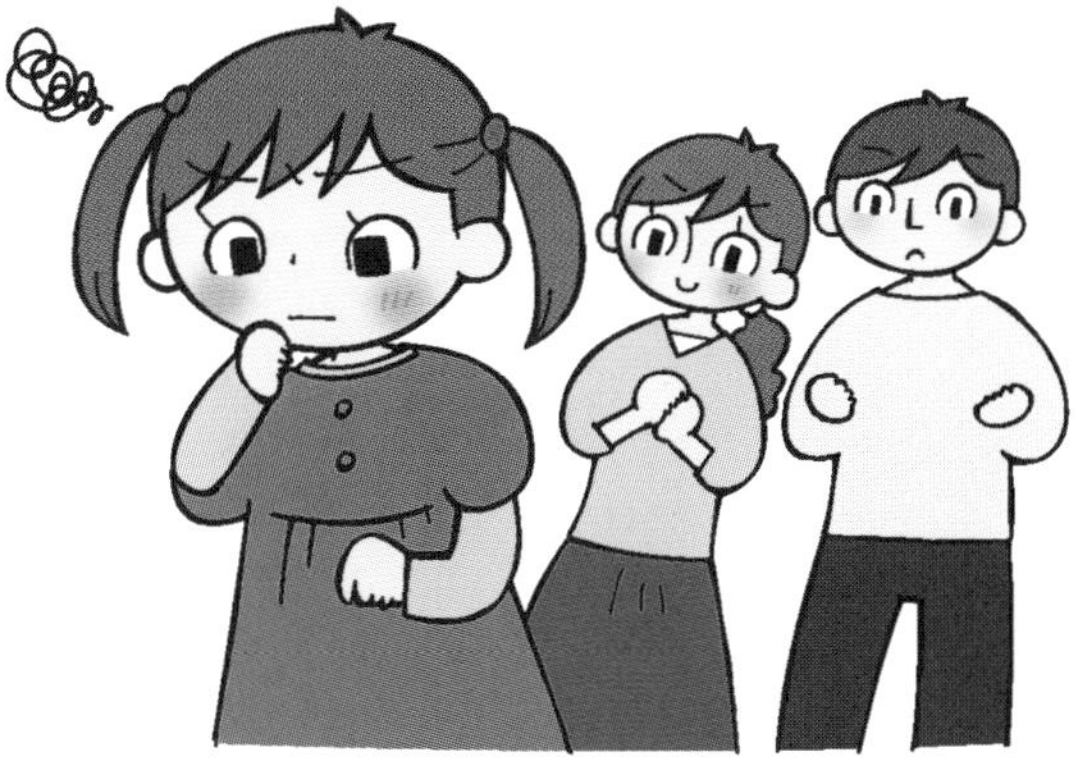

本書で「親」と表記しているのは「養育者」を指します。

空気の読みすぎで自己肯定感が低くなり心の病にも……

空気を読みすぎると……

子どもたちは一生懸命に空気を読もうとする

子どもたちは、幼稚園などの園や学校で
多くの時間をすごします。
そこは集団生活の場。
子どもたちは、周りの空気を読み、
合わせようとしています。
その空気はときに「同調圧力」というほど、
子どもたちの言動を制限します。
家庭でも空気を読み、
親の期待に応えようとします。
ときには、期待が重すぎて、
子どもたちの負担になっています。
こんなふうに、
園や学校でも、家庭でも、空気を読もうと
一日中緊張しつづけているのです。

同調圧力とは、大勢の人が、少数の人に有無を言わさず同調させようとする、無言の圧力

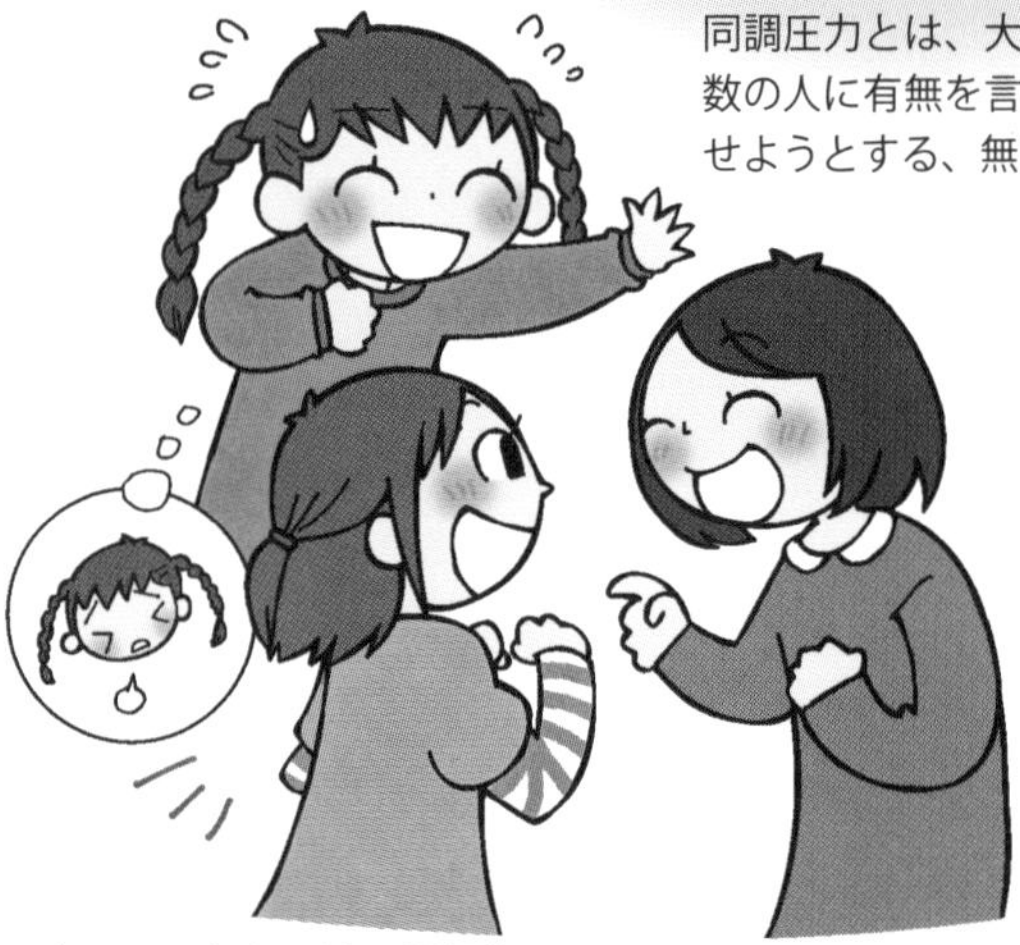

クラスのなかでは、同級生の話に合わせようとする

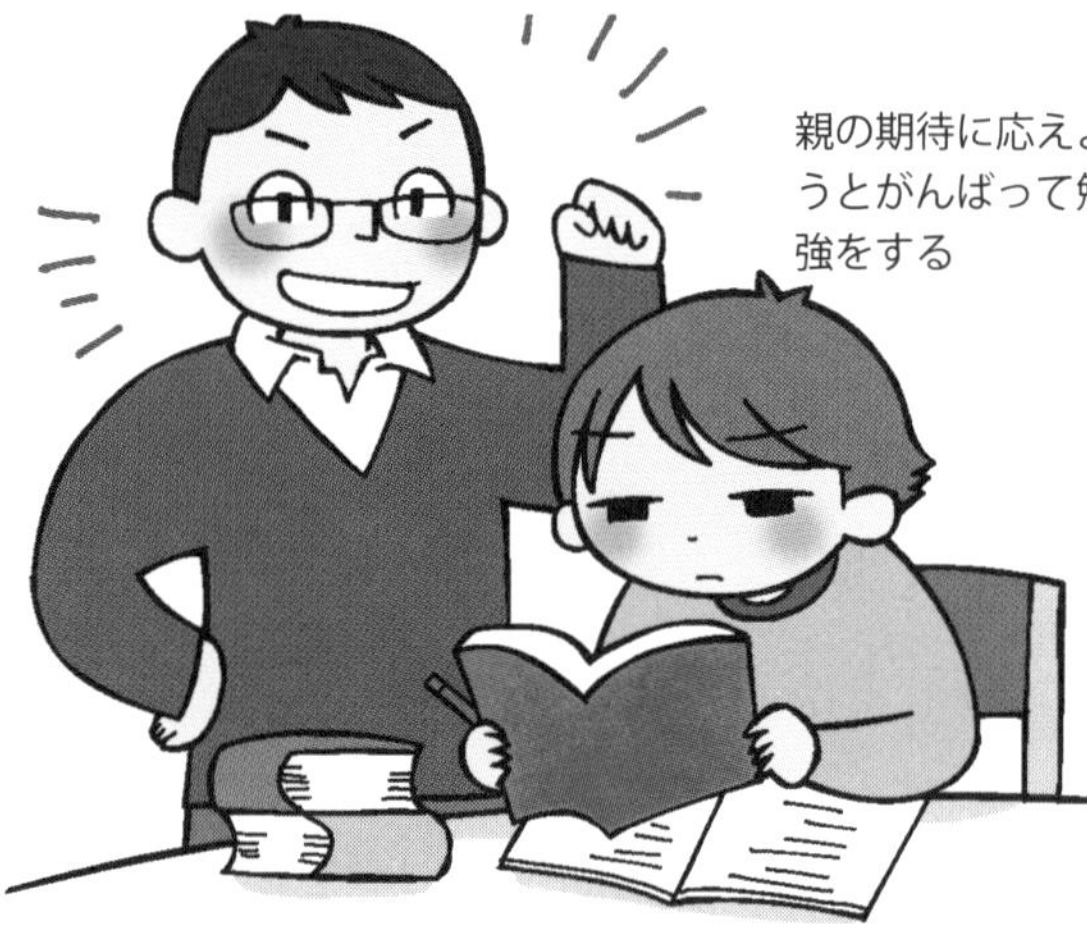

親の期待に応えようとがんばって勉強をする

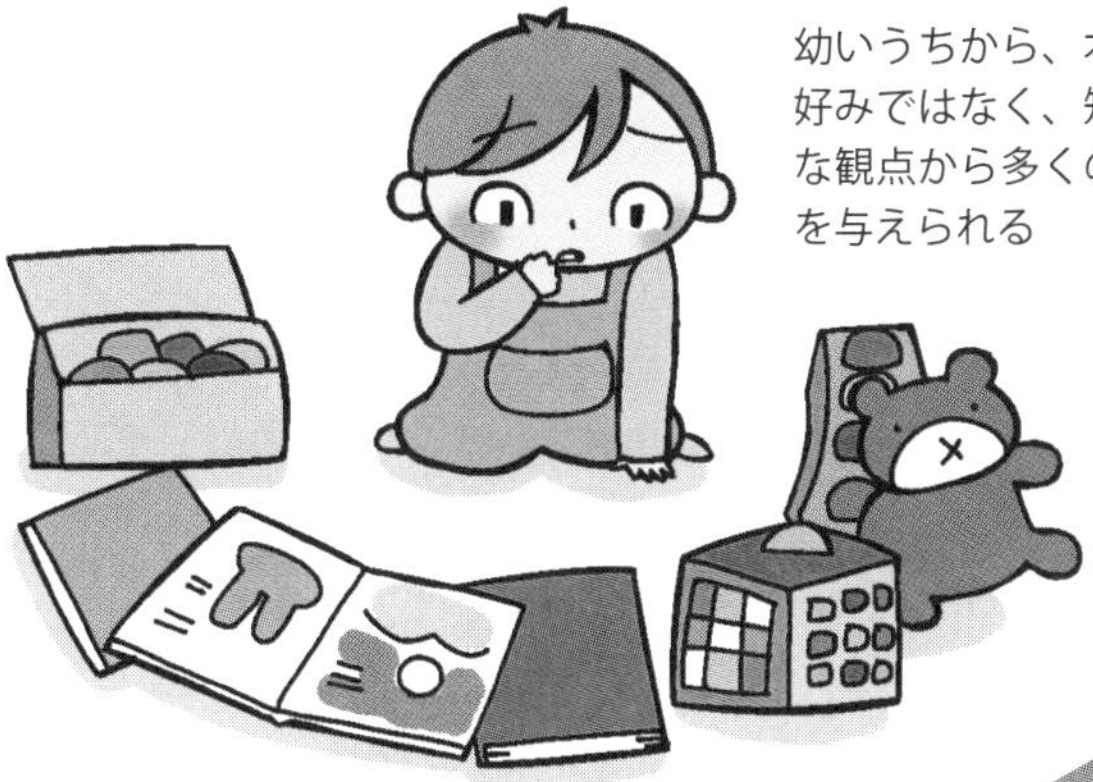

幼いうちから、本人の好みではなく、知育的な観点から多くの玩具を与えられる

自分より空気が大事

自分の希望や意見などより、周りの空気のほうを大切にしなくてはいけないと思ってしまう

やりたいこともがまん

空気に合わせるために、自分のやりたいことや言いたいことはがまんする。常に圧迫されているような閉塞感を抱えることになる

ストレス

自己を見失うまたは自己が育たない

自分の意見や希望を抑えつづけてばかりいると、やがて自己を見失ってしまう。しかし、早い時期から空気を読みつづけていると、そもそも自己は育たない

子どもたちがなくすものは

自己を見失ったり、自己が育たなかったりすると、多くのものをなくすことになる

安心感
達成感
夢
希望
信頼感
居場所

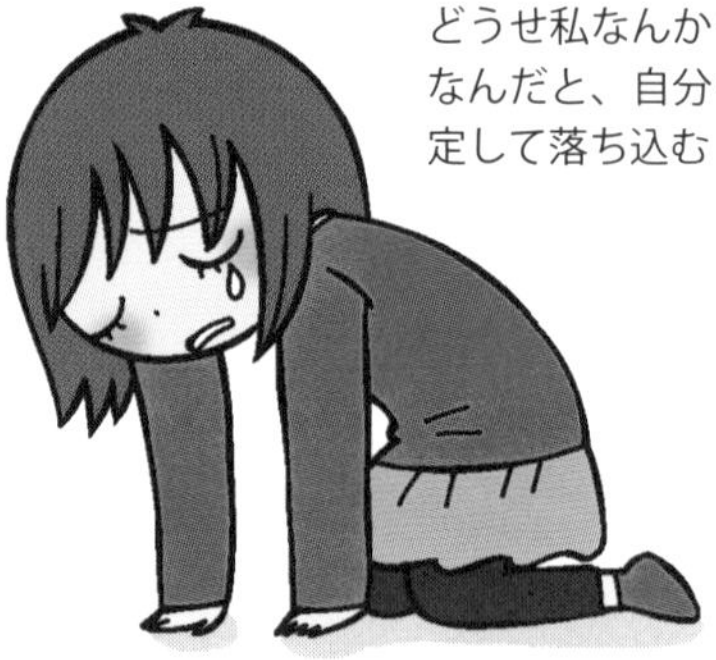

どうせ私なんかダメなんだと、自分を否定して落ち込む

楽しいことがなにもない

自分が好きなことや楽しいことは価値がないと、自分を否定しつづけている。リラックスできる場がなく、気持ちが晴れない

抑うつ

自己肯定感が育たなくなる

いつも、自分より空気（同調圧力や親の期待）を大事にしつづけていれば、自分は大切な存在だと自信をもてる「自己肯定感」は育たない

心の病になりかねない

もろく、崩れやすい子や、つらさを内面に抱え込んでしまう子もいる。抑うつや不安が強くなり、不安症やうつ病などの心の病になることもある

自分はこれでいいのか

周りをうかがい、びくびく、おどおどしている。すっかり自信をなくし、自分はこれでいいのかと、不安につきまとわれる

不安

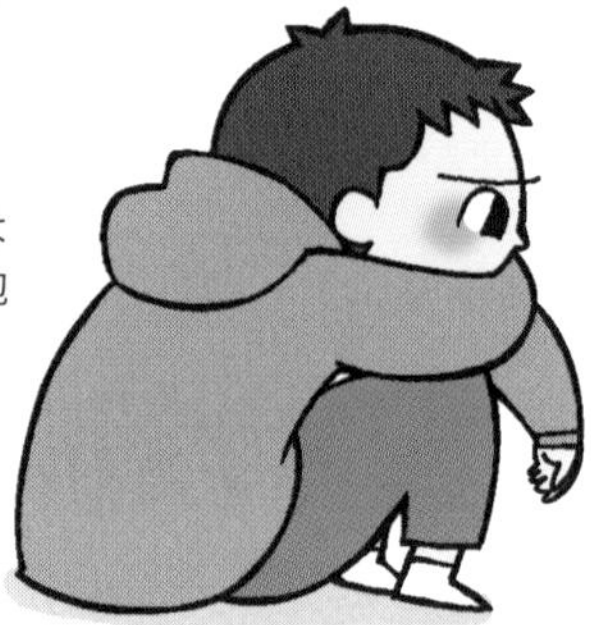

きっとうまくいかないだろうと不安を抱えつづける

1

自分を無理に抑えてでも周囲に合わせる

空気を読みすぎるとは、どういうことでしょうか。

園や学校、友だち、親の意向を察知して、無理に合わせます。

自分の好きなことや言いたいことを抑えて、

場の空気を大切にします。

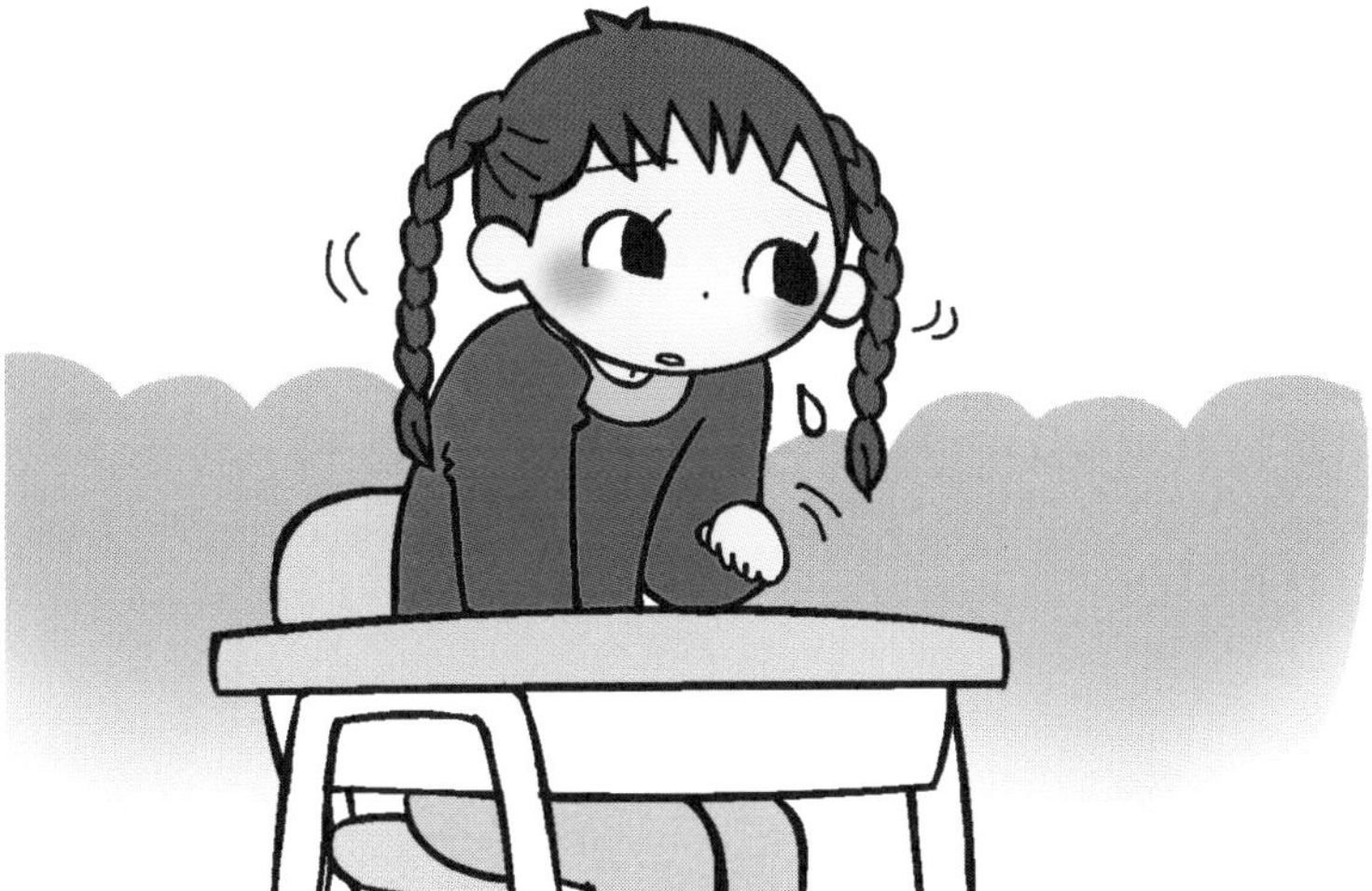

友だちに合わせようと常に気配りするAさん

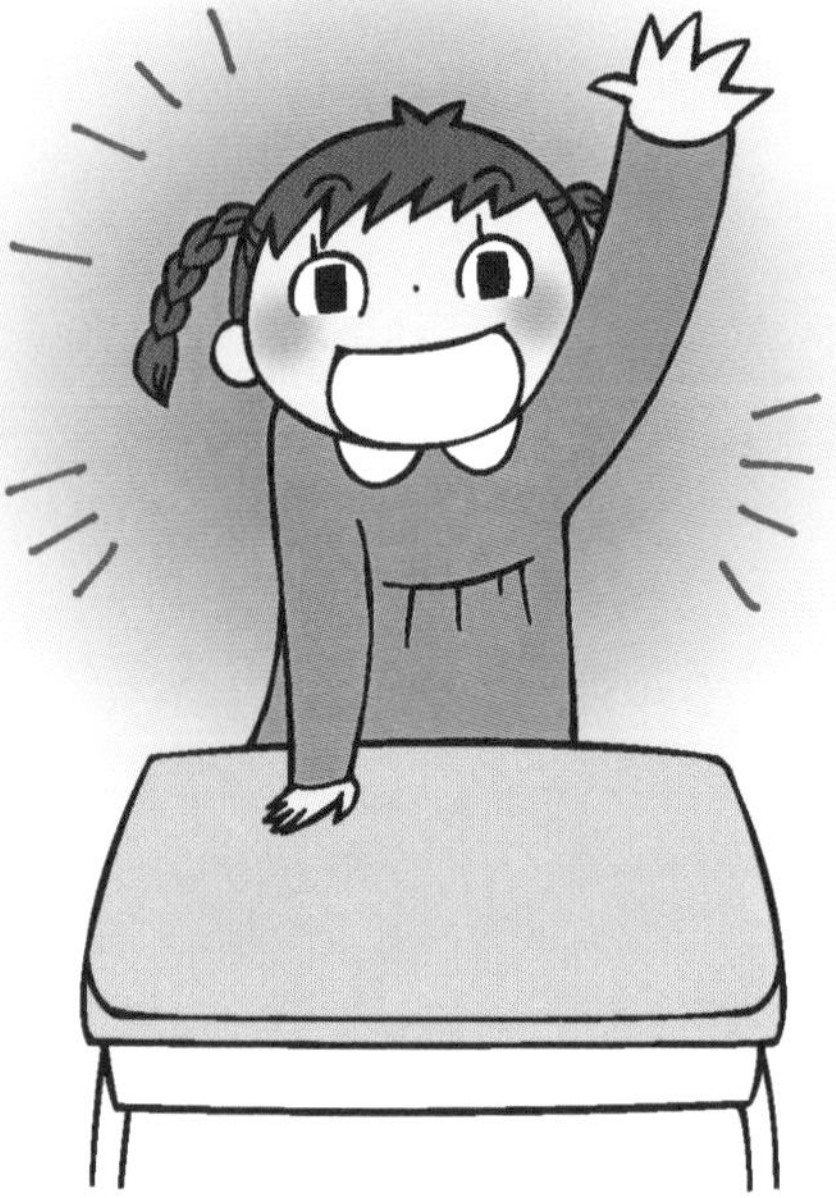

積極的に発言する子だった

Aさんは、幼いころから活発で好奇心旺盛。小学生になっても、積極的に発言していました。授業中でも、わからないことがあれば、すぐに質問しました。

ホームルームでも、
いろいろな提案をしていた

周りと話が合わなくなってきた

じつはAさんは本を読むのが大好き。けれど、クラスのなかに話が合う友だちがいません。休み時間も、ひとりでポツンとしていることが多くなってきました。

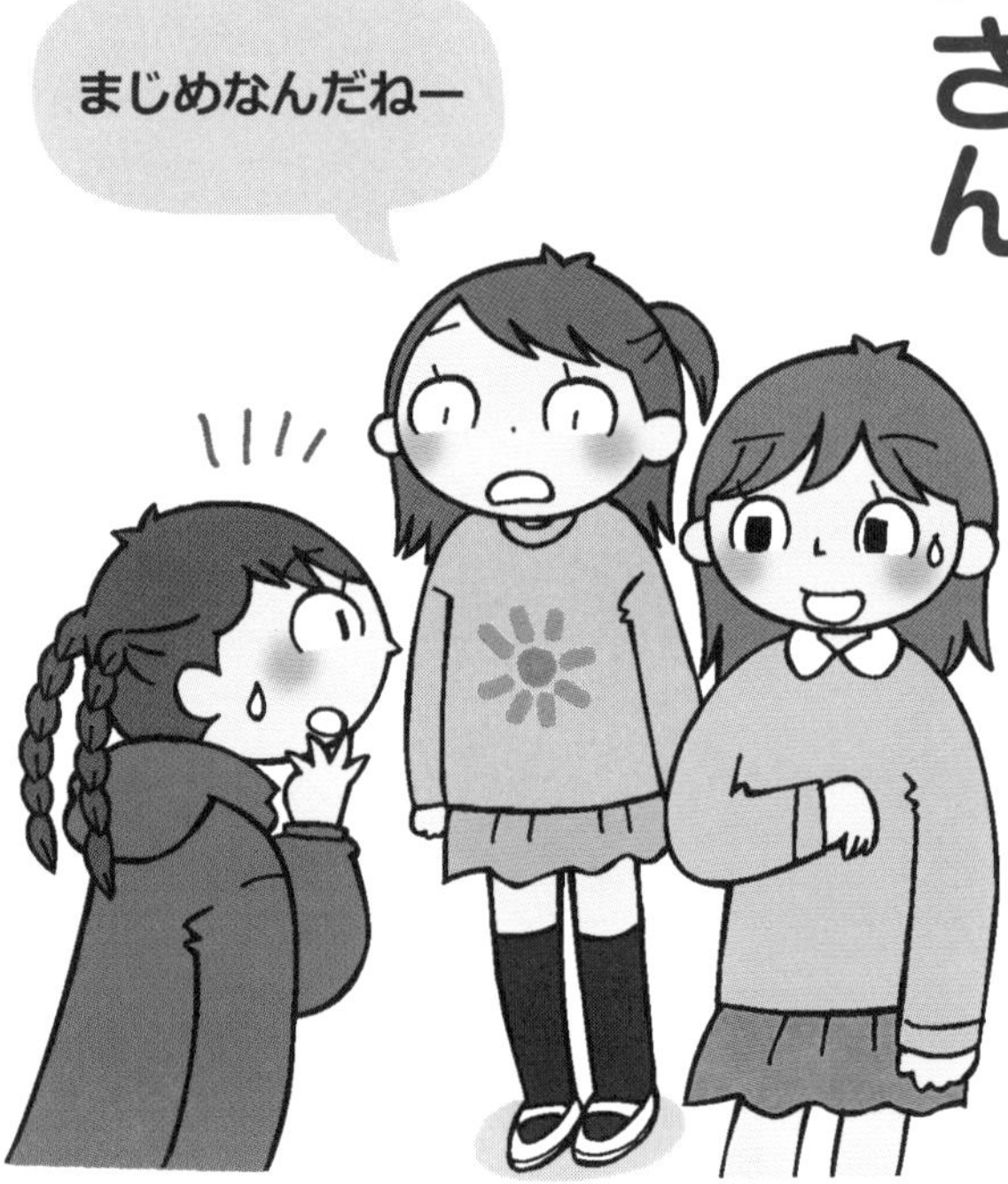

ほかの人は、「おしゃれ」に興味があるみたい。Aさんは「なんか、私って、みんなと違う」と心配になった

わからない話題にも無理に笑った

芸能人の失敗談やおしゃれグッズの話は、Aさんにはさっぱりわかりません。でも、空気を読んで話を合わせようと、とにかく笑うことにしました。

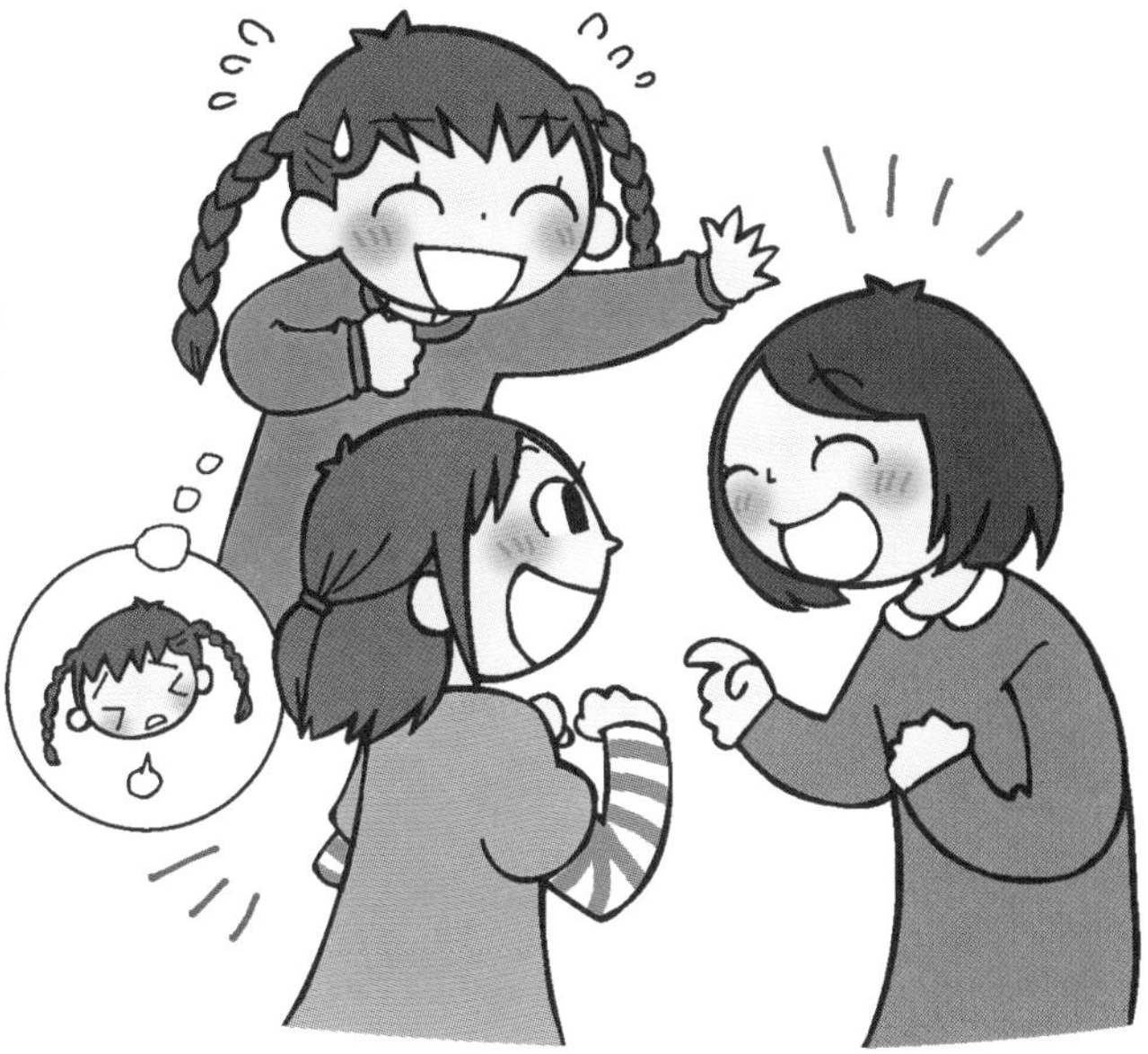

自分から話をすることはなく、ただ笑っているだけに

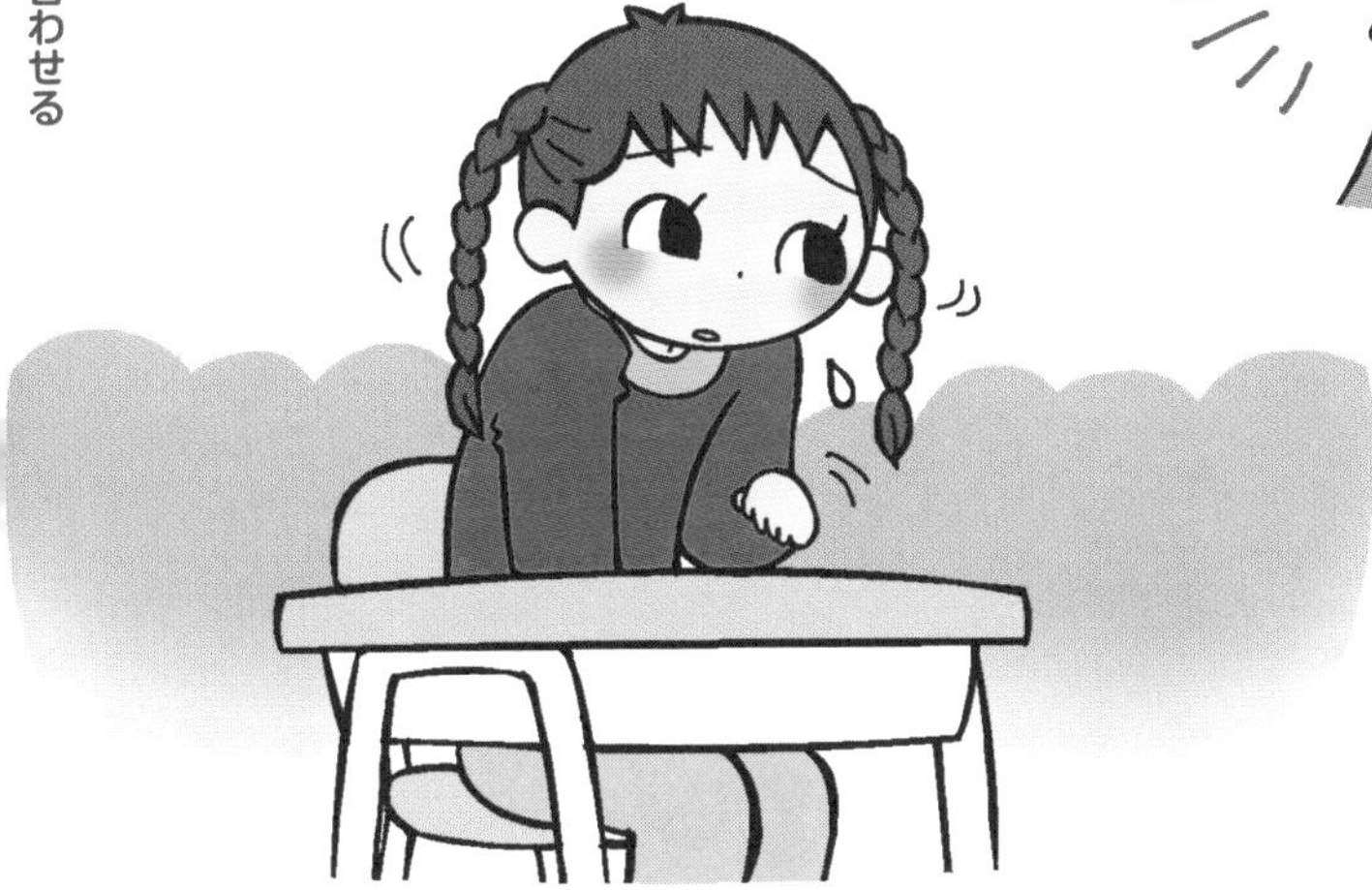

発言しないうちに、意見もなくなり

自分の意見など聞いてもらえないだろうと思い、Aさんは発言しなくなりました。やがて、言いたいこともなくなりました。

手を挙げる勇気が出ず、「言わなくてもいい」と考えるようにしていた

学校に行くのがいやになった

周りに気をつかってばかりで、話をできる友だちもいないし、おもしろいことがなにもありません。最近では、学校に行くのもいやになってきました。

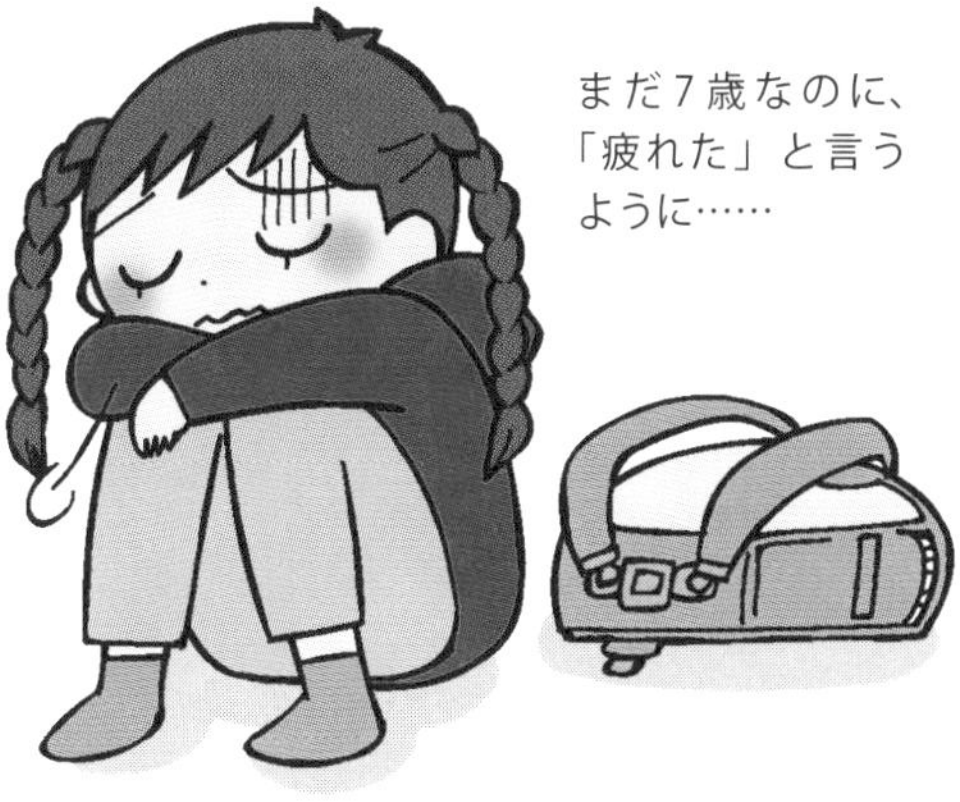

まだ7歳なのに、「疲れた」と言うように……

ケース②

昔は習い事、今は受験で休む暇がないBくん

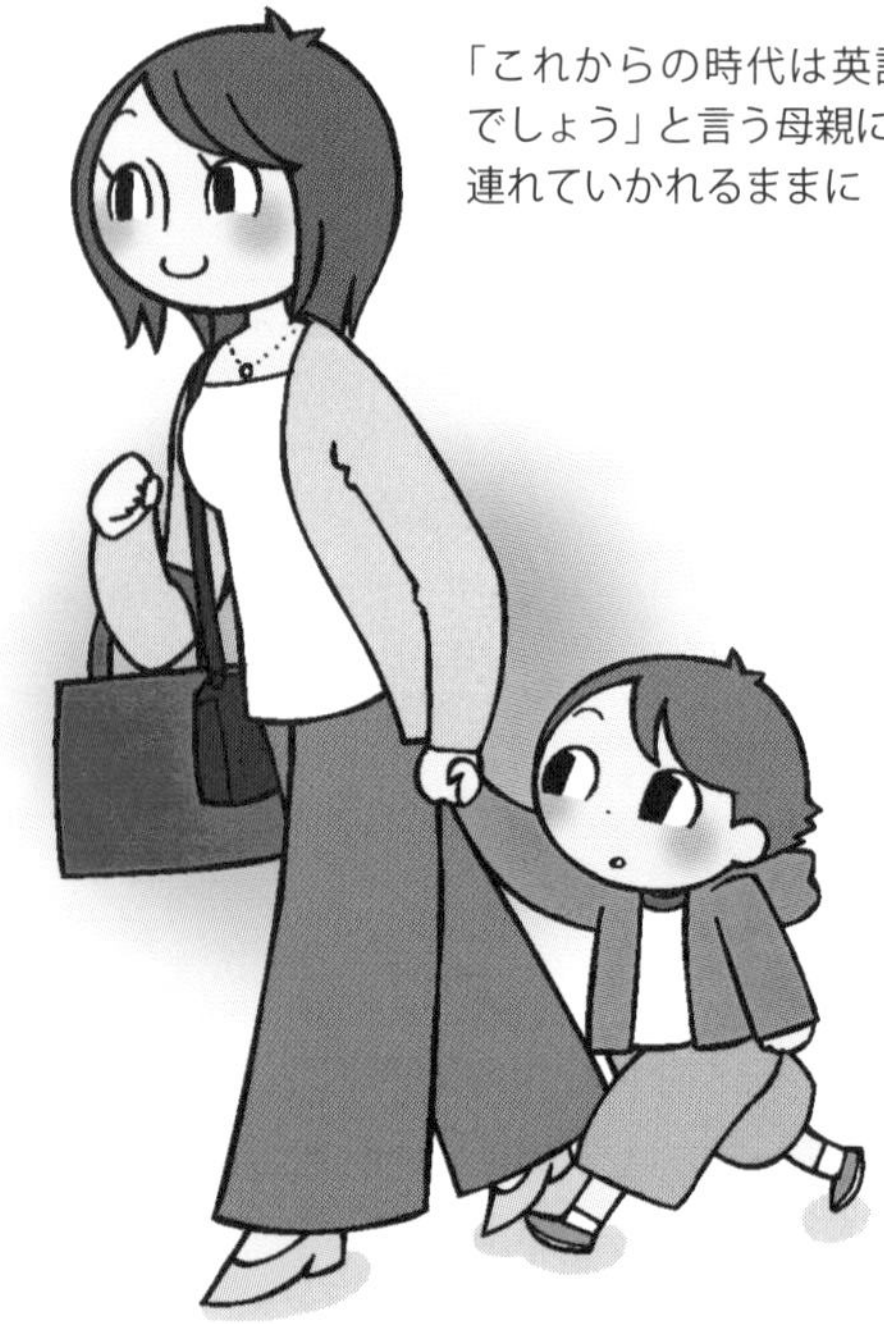
「これからの時代は英語でしょう」と言う母親に、連れていかれるままに

3歳から英会話教室へ

Bくんの母親は教育熱心。Bくんが3歳になったので、英会話教室に通うことになりました。今から習っておけば、小学校で有利だと考えたからです。

5歳から体操教室も

おとなしいBくんは、室内で静かに遊ぶのが好きでした。運動が苦手になったら大変なので、体操教室にも通うことになりました。

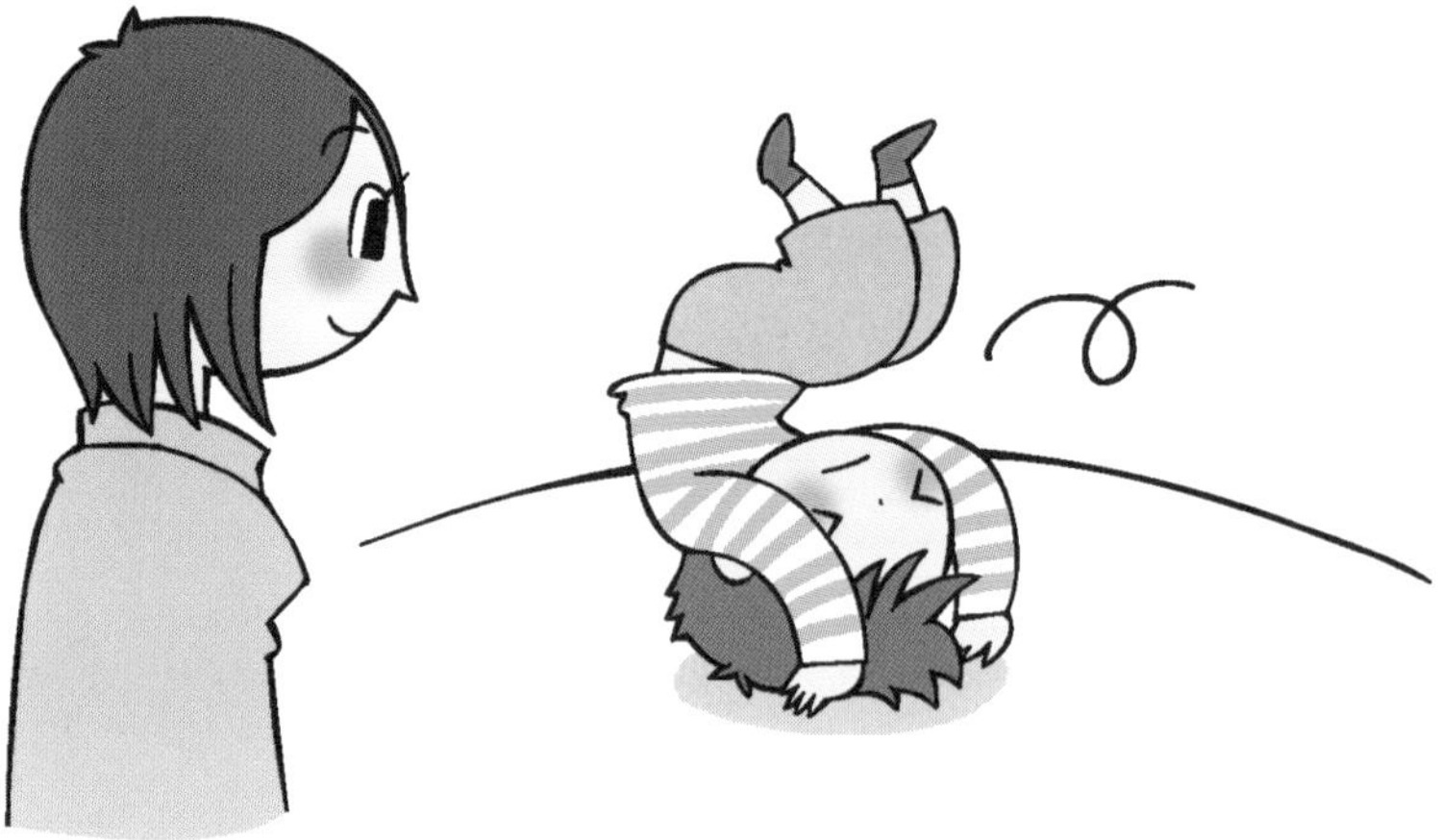
今まで、でんぐり返しなど、やったことがないので、うまくできない

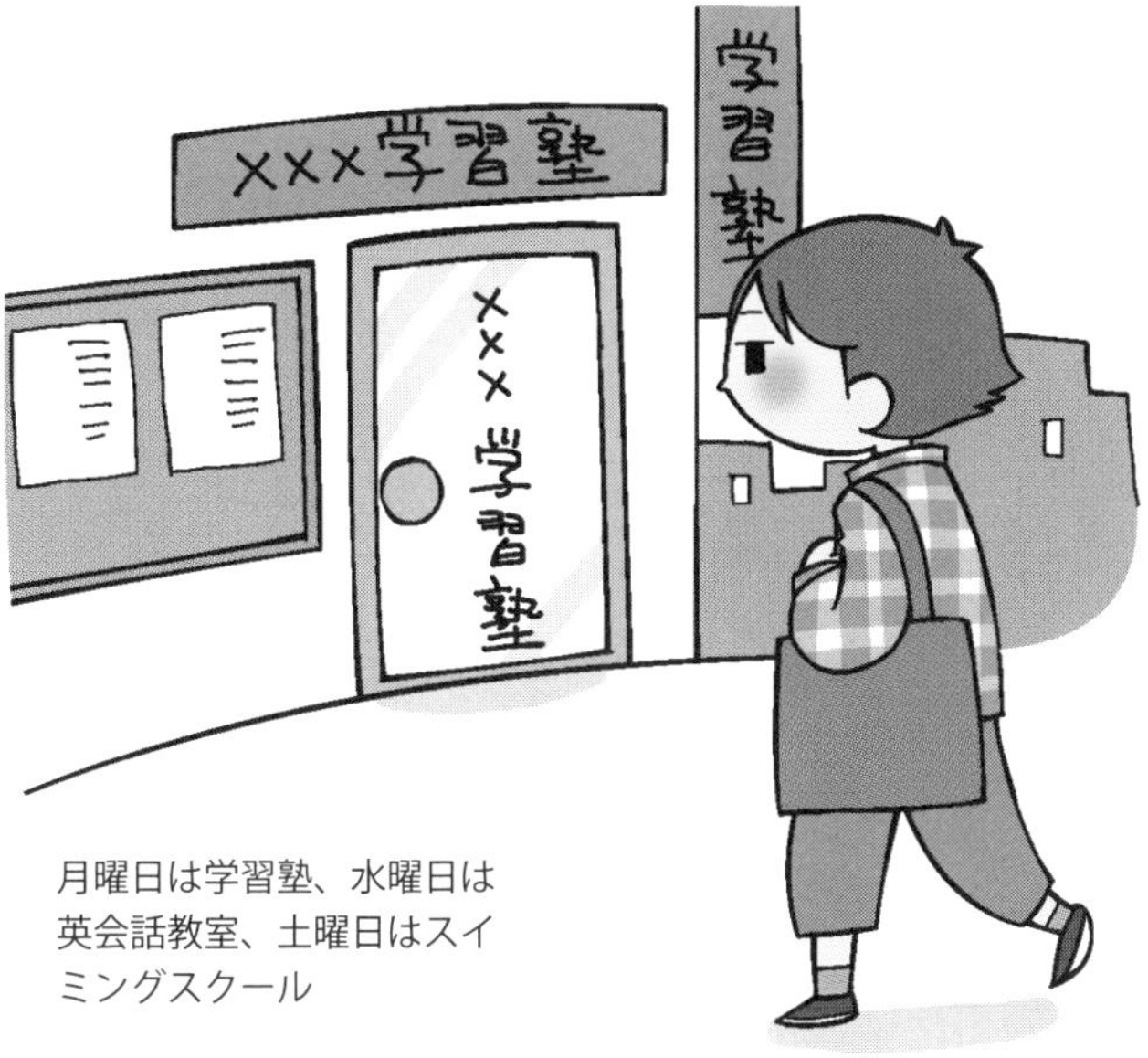

月曜日は学習塾、水曜日は英会話教室、土曜日はスイミングスクール

小学生になったら学習塾にも

水泳が大事だということで、体操教室をやめてスイミングスクールに通うことに。さらに、小学生になったのだからと、学習塾にも週１回通うことになりました。

プログラミングはよくわからない。先生に、どう質問していいかもわからない

２年生にはプログラミング教室も追加

小学校で始まるプログラミングの授業。「これからの時代にはプログラミングが必要」と考えた親は、金曜日ならあいていると、追加しました。

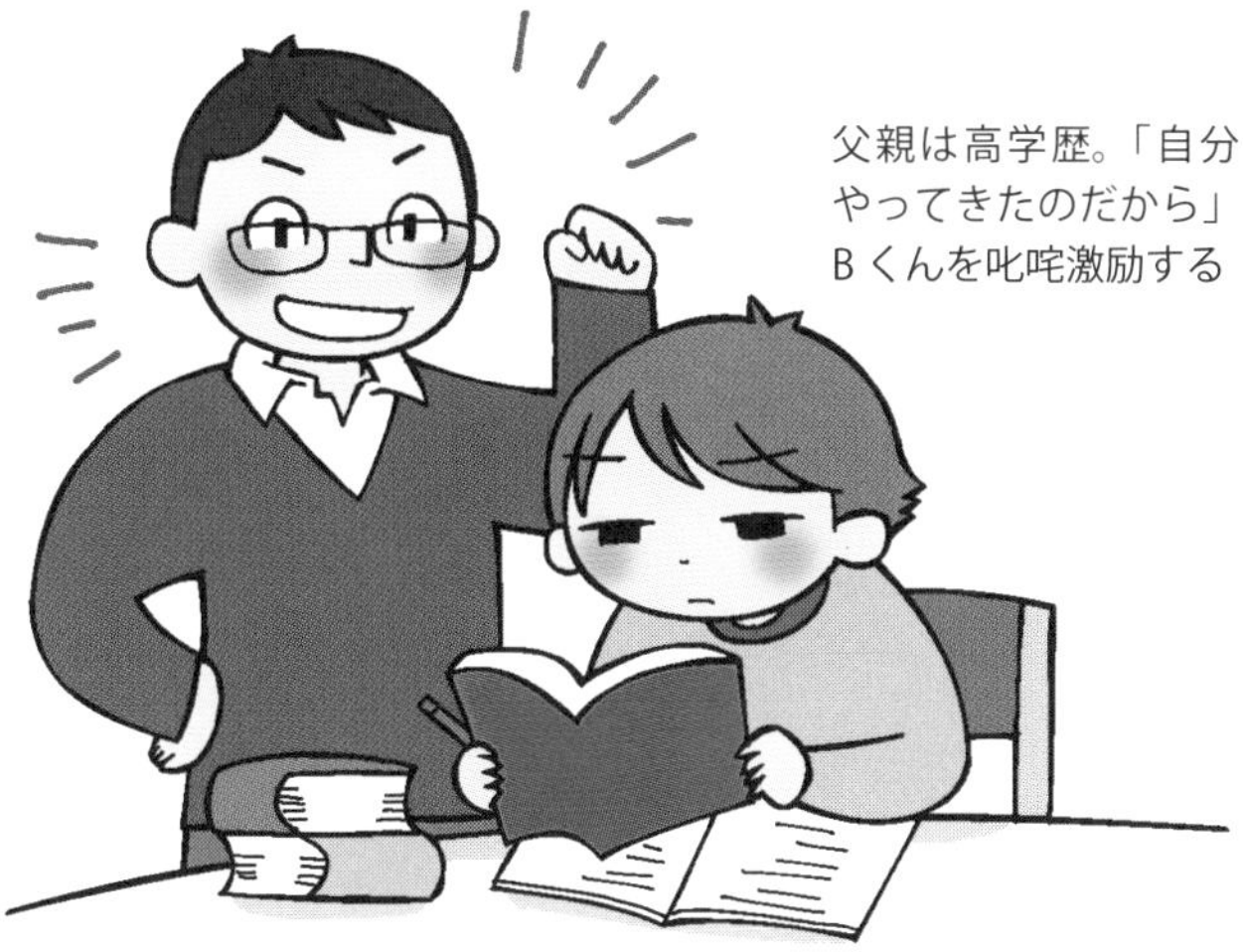

父親は高学歴。「自分もやってきたのだから」とＢくんを叱咤激励する

３年生になったので受験勉強スタート

通っていた学習塾はやめて、週３回受験用の学習塾に通うことに。塾の宿題は毎日ありますが、英会話やスイミングもあるので、Ｂくんはへとへと。でも家の空気を読めば、このまま中学受験まで走っていかないといけないと思います。

ケース③

活発さを「発達障害」と思い込まれたCくん

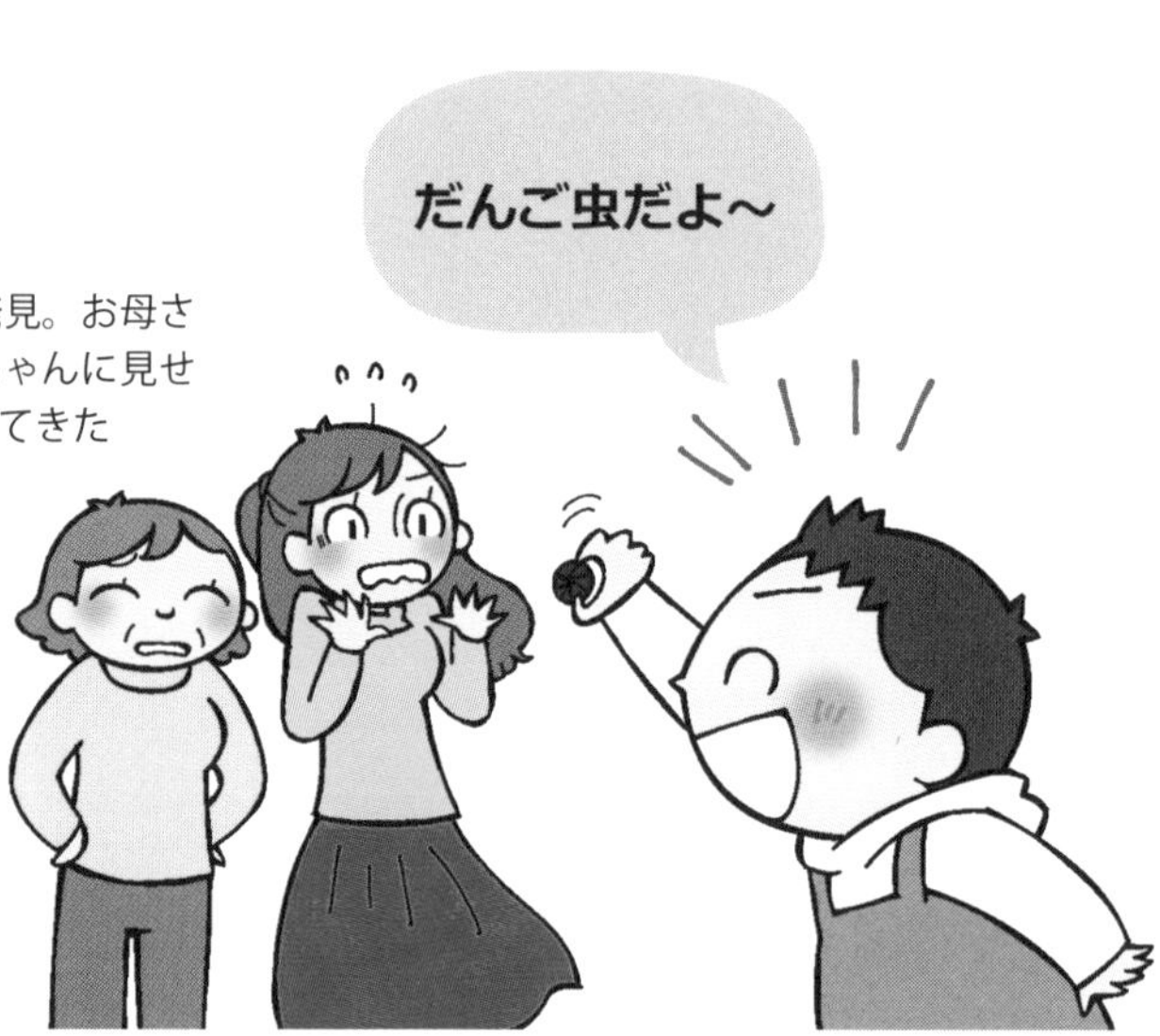
だんご虫だよ～
だんご虫を発見。お母さんとおばあちゃんに見せたくて、走ってきた

いたずら好きで活発な子だった

Cくんは5歳の元気な男の子。高いところへ登ったり、とびおりたり。いたずら好きで虫も大好き。静かなタイプの母親や、女の子しか育てたことのない祖母には、ハラハラの連続でした。

「発達障害では？」と考えた大人たち

発達障害という言葉を知った母親。「もしかしたら」と考え、夫に相談しましたが、忙しいせいか真剣に聞いてくれません。自分の母親（祖母）に相談したら、「きっとそれだ」と言います。

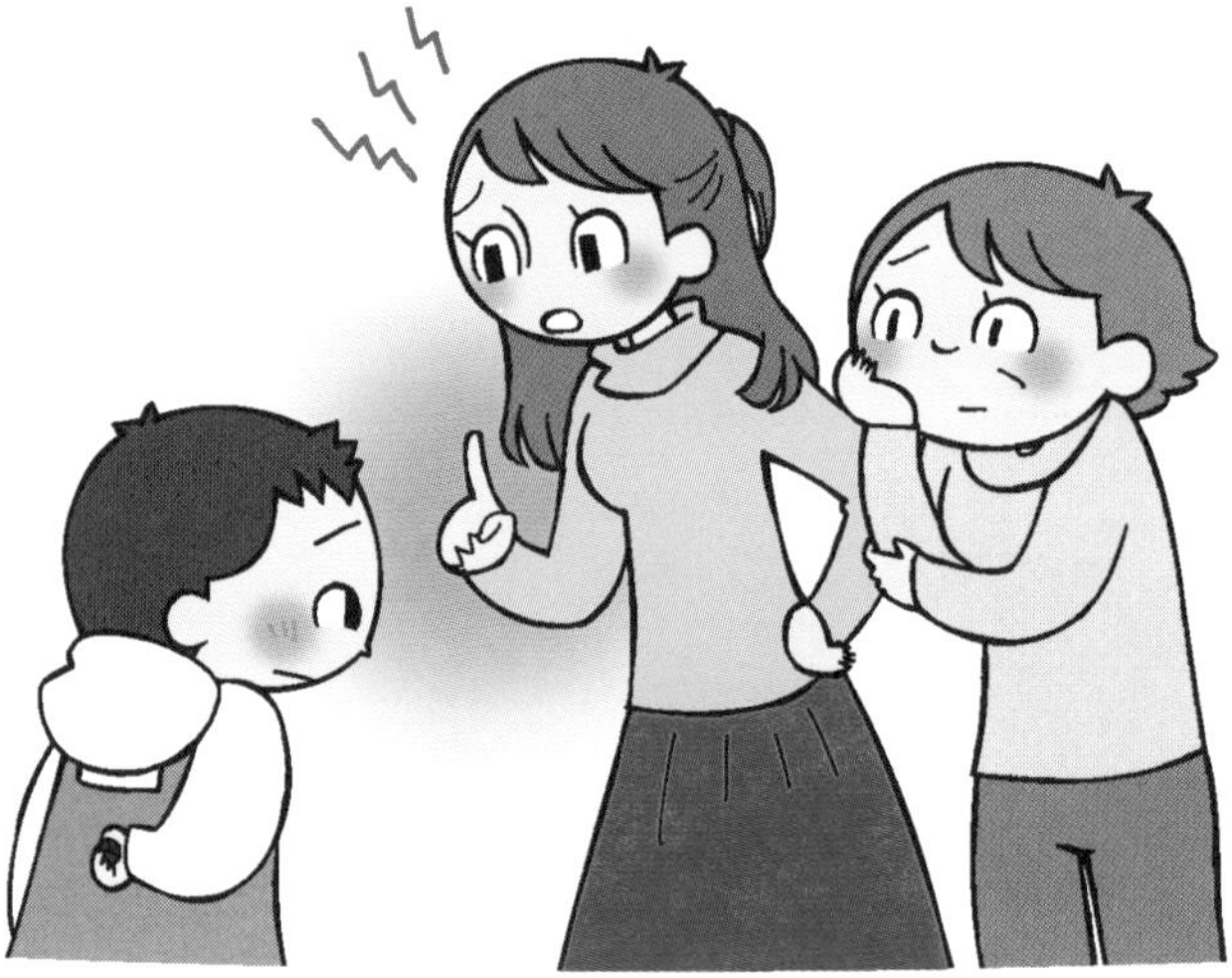
母親と祖母の表情から空気を読んで、Cくんは好きなことでもがまんしようと思った

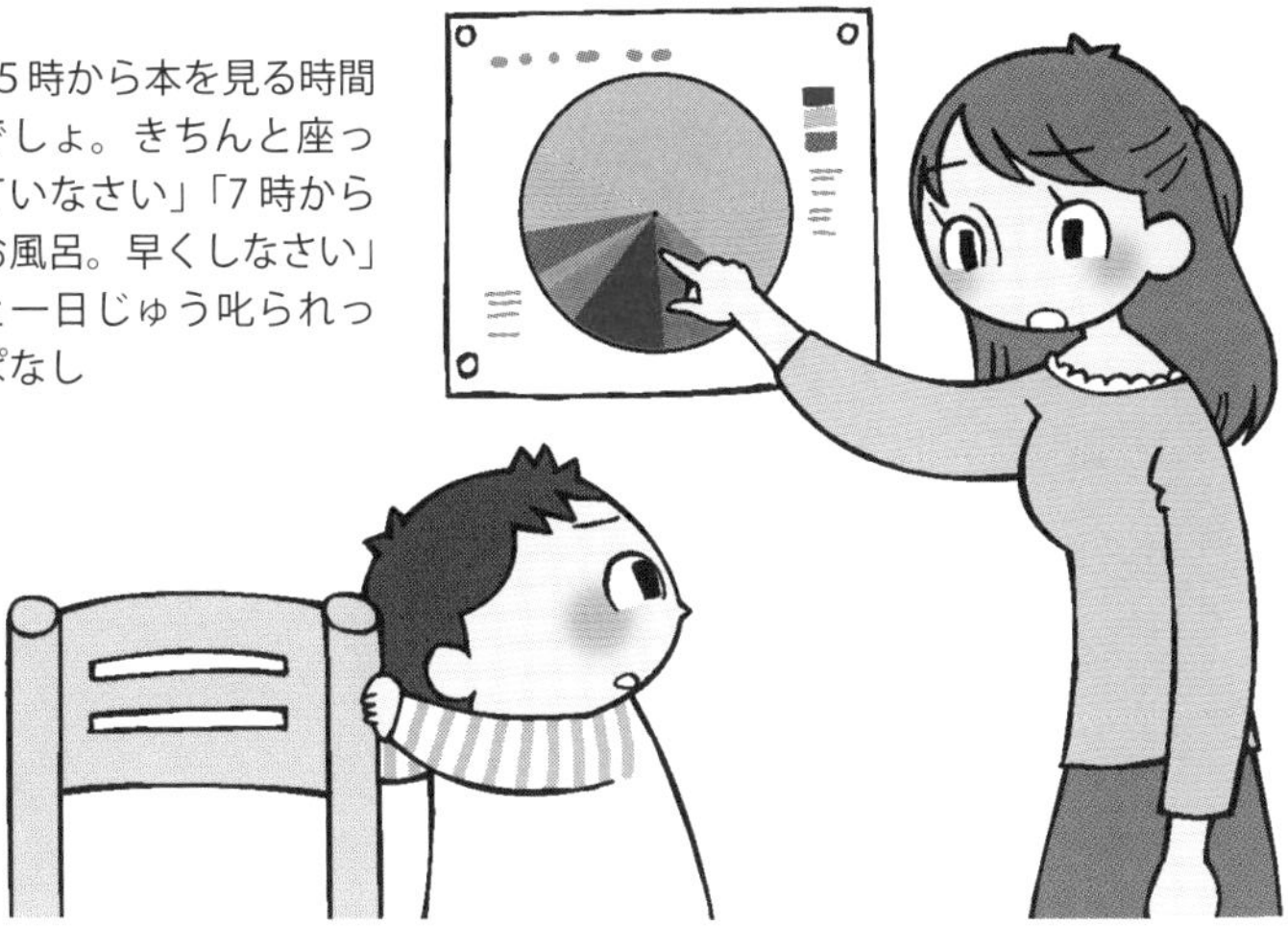

「5時から本を見る時間でしょ。きちんと座っていなさい」「7時からお風呂。早くしなさい」と一日じゅう叱られっぱなし

Cくんを発達障害だと思い込んだ

子どもらしい活発さを、発達障害の「多動」だと思い込んだ母親。対応を考え、1日のスケジュールをつくって、Cくんをしっかり管理することにしました（多動への対応としても不適当でしょう）。

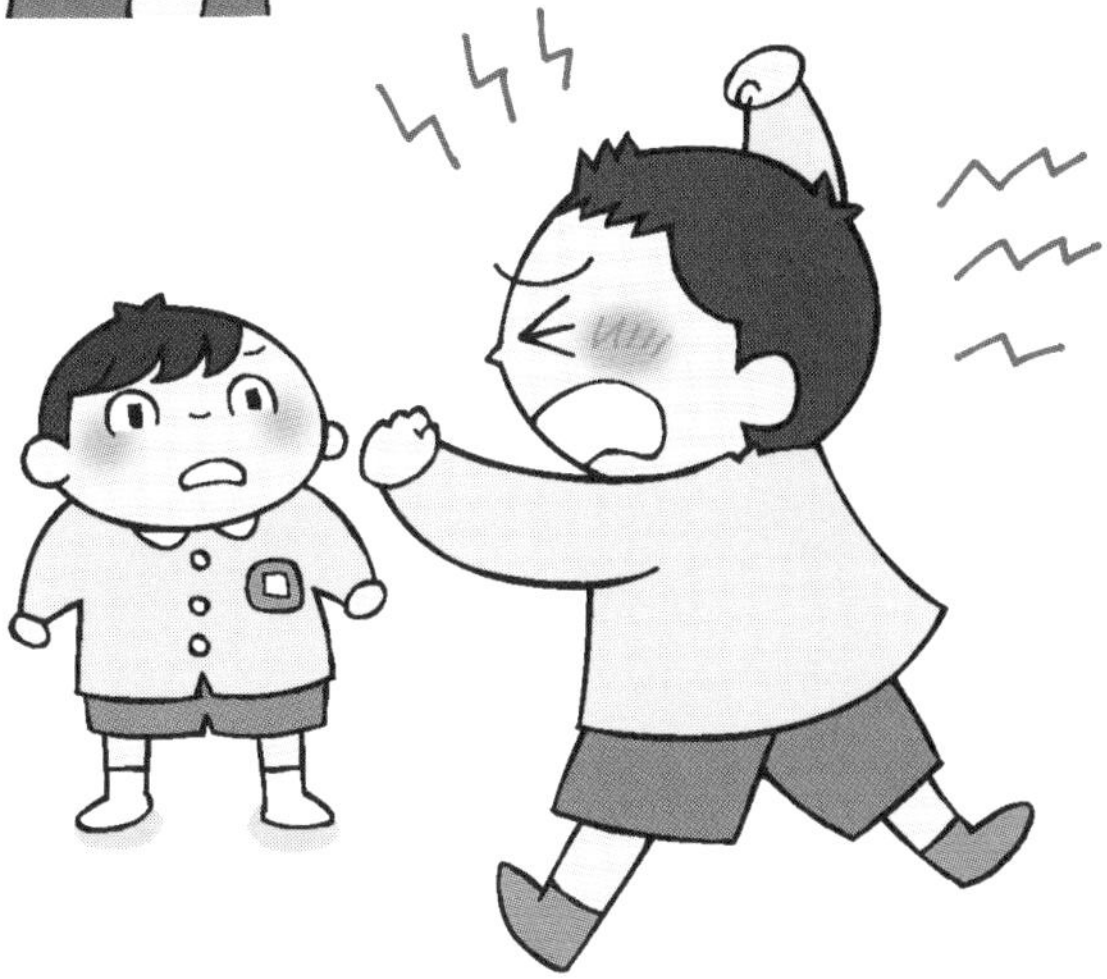

園の先生に「怒りっぽい子」と言われた

ストレスいっぱいのCくん。幼稚園でしょっちゅう友だちとけんかをするようです。先生から注意され、「これも発達障害の特性」と母親は思いました。

家では母親に厳しく言われ、園でも先生から叱られるので、Cくんはイライラがとまらない

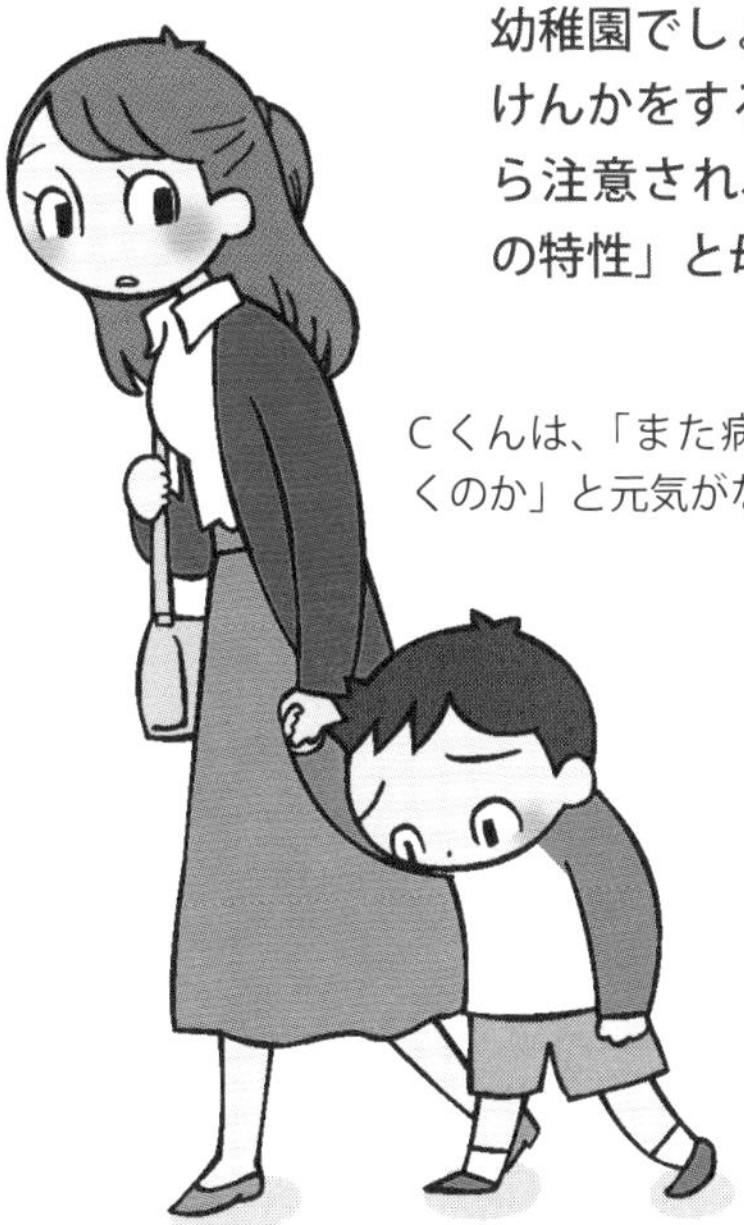

Cくんは、「また病院に行くのか」と元気がない

小児科を受診することに

入学前にきちんと診断を受けようと、母親は小児科を受診しました。ところが「発達障害ではない」と言う医師。母親は納得できず、別の病院を受診することにしました（親の見解だけで発達障害と診断する医師もいます）。

（　）は医師のコメント

園や学校で①

集団のなかで「浮かない」ようにする

集団のなかで、少しでもほかの人と違うところがあると、「浮いて」しまいます。なにか目立つことをやったり言ったりすると「浮く」ので、周囲を見て、目立たないように注意します。

空気を読んで息をひそめる

自分がほかの人と違うところがあると目立ちます。話題や外見などに注意を怠らず、自分が集団のなかに埋没するようにします。場の空気を乱さないように、息をひそめています。

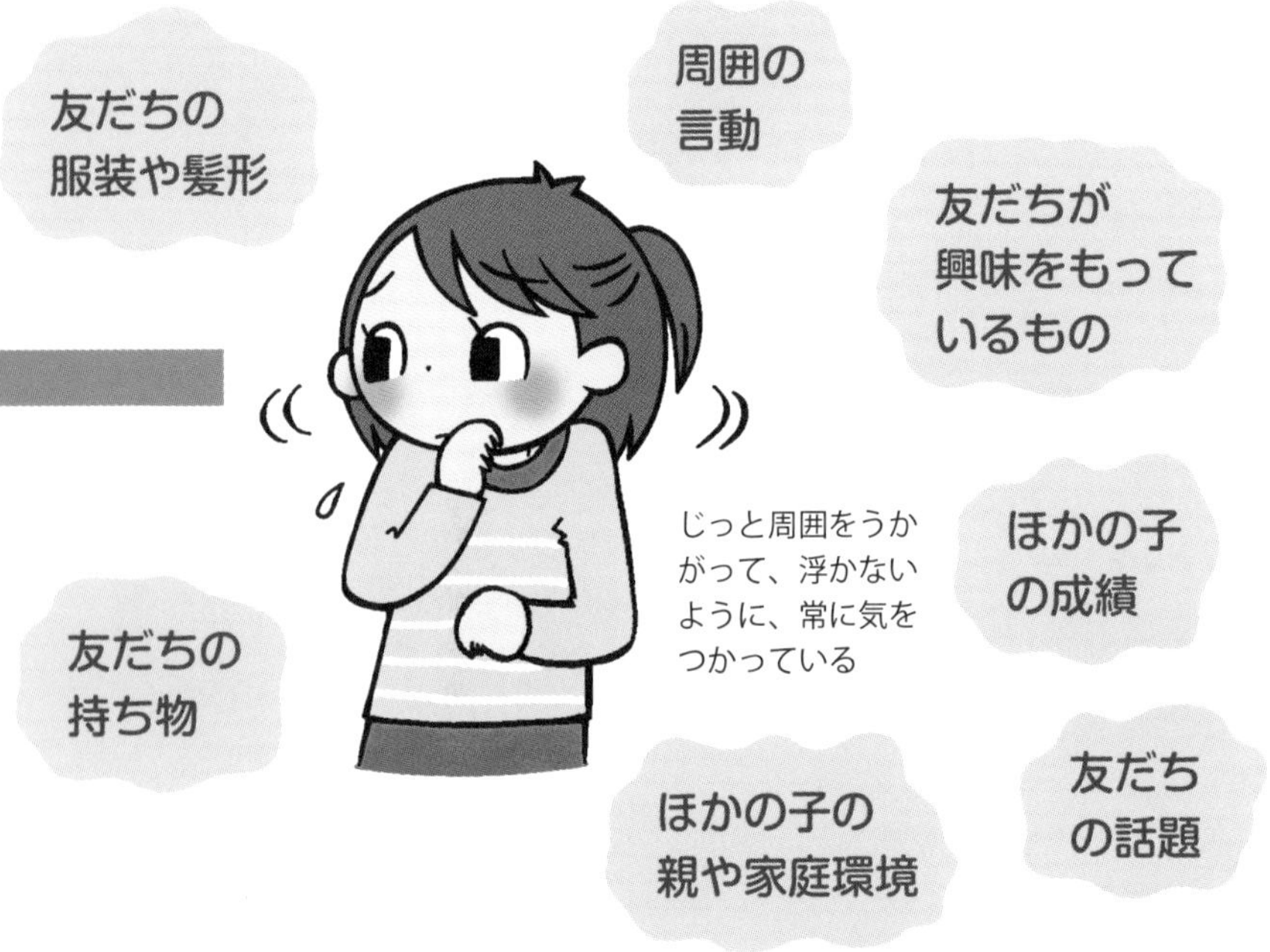
友だちの服装や髪形
周囲の言動
友だちが興味をもっているもの
じっと周囲をうかがって、浮かないように、常に気をつかっている
ほかの子の成績
友だちの持ち物
ほかの子の親や家庭環境
友だちの話題

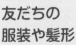

出る杭は打たれる日本の社会

空気を読めない、集団から浮く、ということを否定的に受け取るのは、最近になってからの傾向ではありません。

もともと日本には「出る杭は打たれる」ということわざがあるほど。目立つことや自信をもつことに対して否定的です。謙遜《けんそん》して、他人を敬うのは美徳とされました。大人でも、上司や管理職には忖度《そんたく》する文化なのかもしれません。

たしかに、円滑な人づきあいをするには、空気を読み、場に合わせることは必要でしょう。しかし、子どもたちの世界で、空気を読むために本音を言えなくなるのは、心配な状況です。

園や学校がストレス

幼い子どもでも、空気を読むことができます。つまり、自分を抑えてしまうということ。がまんすることばかりで、園や学校に行くことじたいがストレスになります。

発言しない

「これを言ってもだいじょうぶかな」と不安になります。本音を言って浮いてしまう危険をおかすぐらいなら発言しないほうが安全だと思い、なにも言いません。

ひいきされないように注意

先生からひいきされるのは仲間はずれになる危険性大。ホームルームで発言などしないほうが無難です。

いいことがあっても隠す

悪いことだけでなく、いいことで目立っても浮いてしまいます。本当なら自慢したいことや、誇らしいことがあっても、隠すほうが安全だと思います。

テストで100点をとっても、すぐにランドセルにしまう。見つかって目立ちたくないから

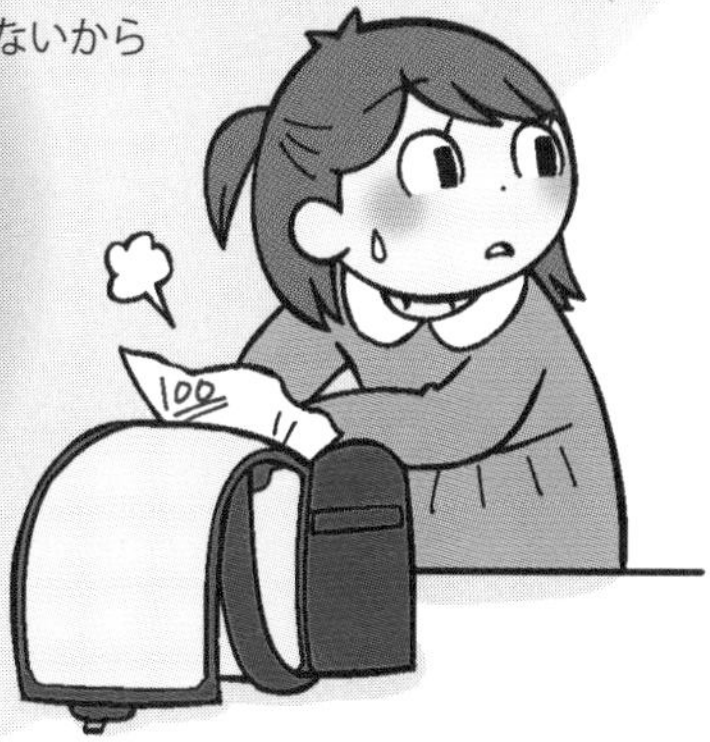

新しいことはやらない

いいことを思いついても言わないし、新しいことにチャレンジもしません。目立ってしまうと、「空気を読めないやつ」と言われかねないからです。

目立たないよう本音を出さない

他人と違う意見を主張したり、目立ったりして、集団のなかで浮いてしまうと、「空気を読めないやつ」と否定されます。

「空気を読め」は「周りに合わせろ」という同調圧力です。本音を自由に発言するのは悪いことのような印象さえあります。

子どもたちは「空気が読めないやつ」と言われたくないので、本音を出さないようにします。

園や学校で②

仲間はずれにならないよう緊張しつづける

空気を読んで周りから浮かないようにするのは、仲間はずれにされるのがこわいからです。その不安があるので、周囲にひどく敏感になり、緊張から解放されるときがありません。

一生懸命に空気を読みつづける

集団のなかで浮いてしまい「あいつ、空気が読めない」と評価されることを恐れています。仲間はずれになったら、園や学校のなかで生きていけません。だから、常に緊張しつづけて、空気を読みすぎてしまいます。

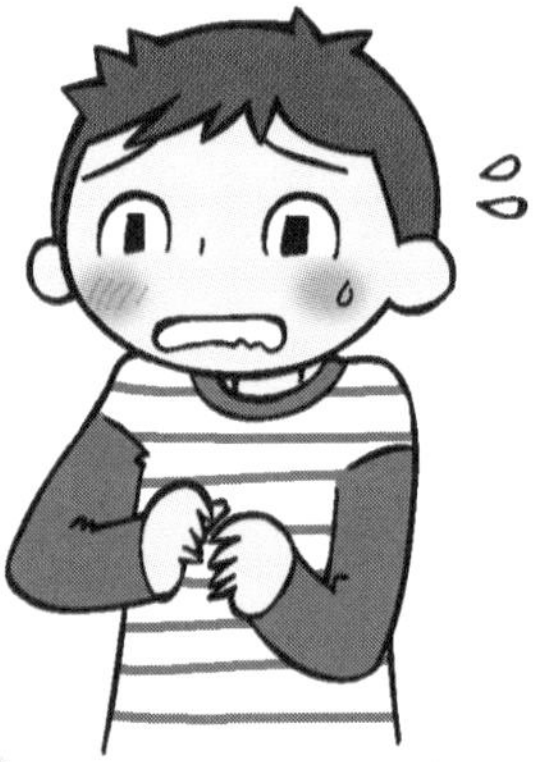

空気が読めないのは話が通じないダメなやつ。そう評価されたら、仲間はずれになってしまう

いっしょに行動する

やりたくなくても、大勢の人といっしょに行動するようにしています。「トイレに行こう」と言われたら、行きたくないなどと言ってはいけないと思います。

常に話題を気にする

周囲のおしゃべりに入れるように、今、なにが受けているかをさりげなくチェック。話の輪に入れるように、予習も怠りません。

周囲に合わせるのに孤独感が強い

大人でも場の空気を読んで発言を控えたり行動を抑制したりすることはあります。ただ、空気を乱さないように、じょうずに本音を織り交ぜることができます。

まだそのような処世術が身についていない子どもたちは、自分を抑えるだけ。本音と違うことを言ったり、やりたくないことをやったりして、周りに合わせます。

「本当の友だちがいない」と言う子どもは少なくありません。腹を割って話せる友だちができにくく、表面的なつきあいになりがちだからでしょう。空気を読めば読むほど、孤独感は強くなっていくといえないでしょうか。

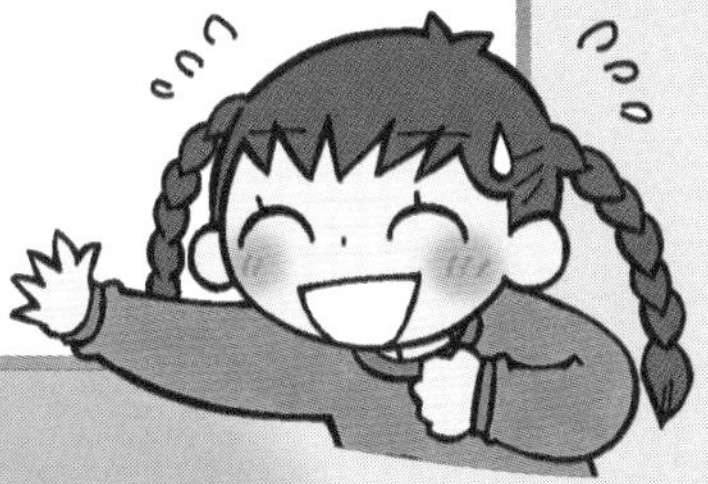
あいまいな返事
かもね〜
だよね〜
わかる〜
いえてるぅ

言葉も笑顔も、あいまいにするのがコツ

意見を明確にしない

なにか意見を求められても、自己主張を抑え、あいまいな返事をしておきます。同調圧力に逆らわず、結論は周囲の流れにまかせるようにします。

即レス

小学校低学年でも約半数の子がスマホをもっている時代です。メールやLINEなどが来たら、即レス（即時レスポンス）しないと、仲間はずれになってしまう危険があります。

ひょうきんな子を演じる

仲間はずれになるくらいなら、自分を貶《おとし》めるほうがマシ。本音を言わず、ひょうきんにふるまえば、周囲の人から警戒感をもたれないので安全だと、無意識に感じています。

話を合わせる

大勢で盛り上がっている話題を、「知らない」あるいは「興味ない」などと言ったら空気をぶちこわします。話を合わせることが大事。せめて、笑っているだけでもいいと、無理をします。

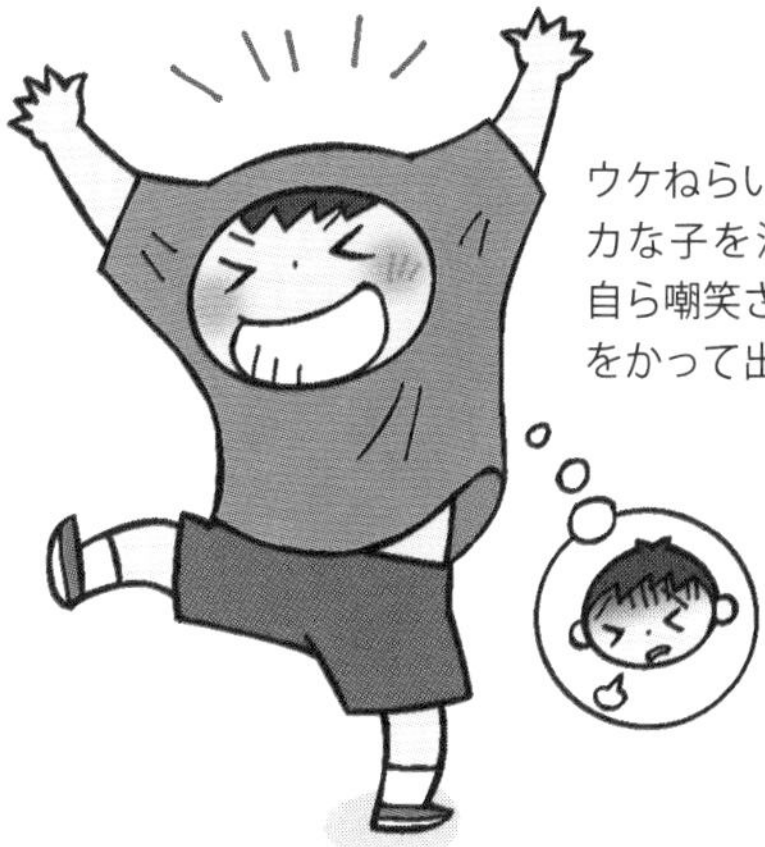

ウケねらいで、バカな子を演じる。自ら嘲笑される役をかって出る

疲れ果てる

緊張しつづけていれば、当然、疲れ果ててしまいます。小学1年生で、「ぼく、疲れています」と言う子もいるほど。運動などをやりすぎて体が疲れているのではなく、心が疲れているのです。

家庭で①

常に親の顔色をうかがっている

園や学校で空気を読むだけでなく、家でも、空気を読みつづけています。家の空気は親の機嫌や表情がつくりだすもの。子どもたちは、自分を抑えて、親に合わせようとします。

自分よりも家の空気

帰宅したらまず、親がつくりだす家の空気を読みます。それによって、自分の言動を変えていきます。空気を悪化させなければ、自分の居場所が確保できるからです。

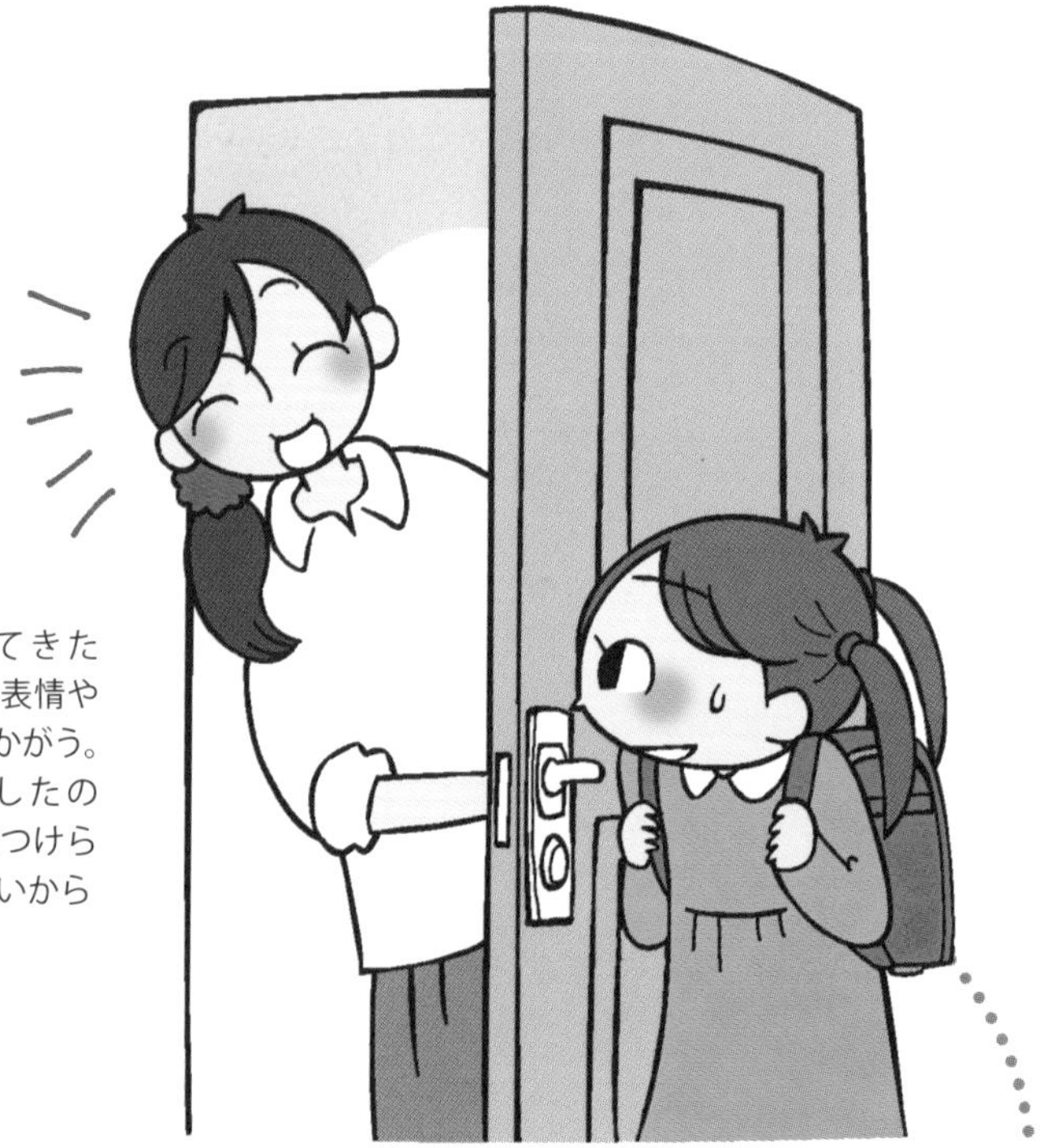

学校から帰ってきたら、まず、親の表情や言葉の調子をうかがう。きちんと勉強したのに、不機嫌をぶつけられたらたまらないから
今日は機嫌がいいのかな
本音

心が休まらない

学校や学習塾に行き、帰宅してからも空気を読んで緊張がほぐれません。「もし自分のなにかが原因で親を怒らせてしまったら、たいへんだ」とびくびくしています。心が休まる場所がないのです。

親の様子を見て対応

空気を読んで、自分の言動を合わせていきます。親に怒られたくないし、親を喜ばせたいから。まず、親の様子をうかがい、自分の言動を調整するなど、涙ぐましい努力をしています。

親が

忙しそう

単に忙しいのなら、「手伝おうか」と声をかければ喜んでくれるでしょう。しかし、不機嫌そうなら、近づかないで、宿題をすますなど、親が喜びそうなことをしてみせます。

イライラしている

近づかないように、息をひそめています。自分のせいで、イライラを増幅させたくありません。

心配そうな表情

「だいじょうぶ？」と親に声をかけます。自分のことでなにか心配しているようなら、声をかけると不機嫌になる危険もあるので、静かにしています。

悲しそう

原因がわからないなら、じっとしているしかありません。自分が原因でないなら、そのうち話してくれるかもしれないと思います。

うれしそう

「よかった」とひと安心。自分もうれしくなるので、いつも笑顔でいてほしいと感じています。

家の空気に敏感だから

「疲れています」と言う子どもたち。じつは家の空気がピリピリしていることが少なくありません。大人は社会生活を送るうえで、ストレスをため、不機嫌になることもあります。あるいは夫婦ゲンカをしているのかもしれません。

子どもは空気を敏感に察知しますが、原因まではわかりません。自分にそのピリピリが向かないよう、気をつかいます。

じつは気づいている！

大人のストレス

忙しさから心に余裕がなく、子どもにも目がいかず、ピリピリしている親。ときにはやつあたりで怒られることも。その忙しさやストレスがあることに、子どもは気づいています。

家庭で②

無理な期待にも応えようとする

親から「良い子だね」とほめられるのはうれしいし、その笑顔に安心できます。ときには期待が大きすぎて、「無理！」と思うこともありますが、子どもたちは応えようと努力します。

うれしくなくても喜ぶ

子どもたちは、大人が喜びそうなことがわかっています。自分たちに向けられた好意や愛情に、きちんと応えることも、そのひとつです。たとえほしくなくても、プレゼントには、大喜びするほうがいいとわかっています。

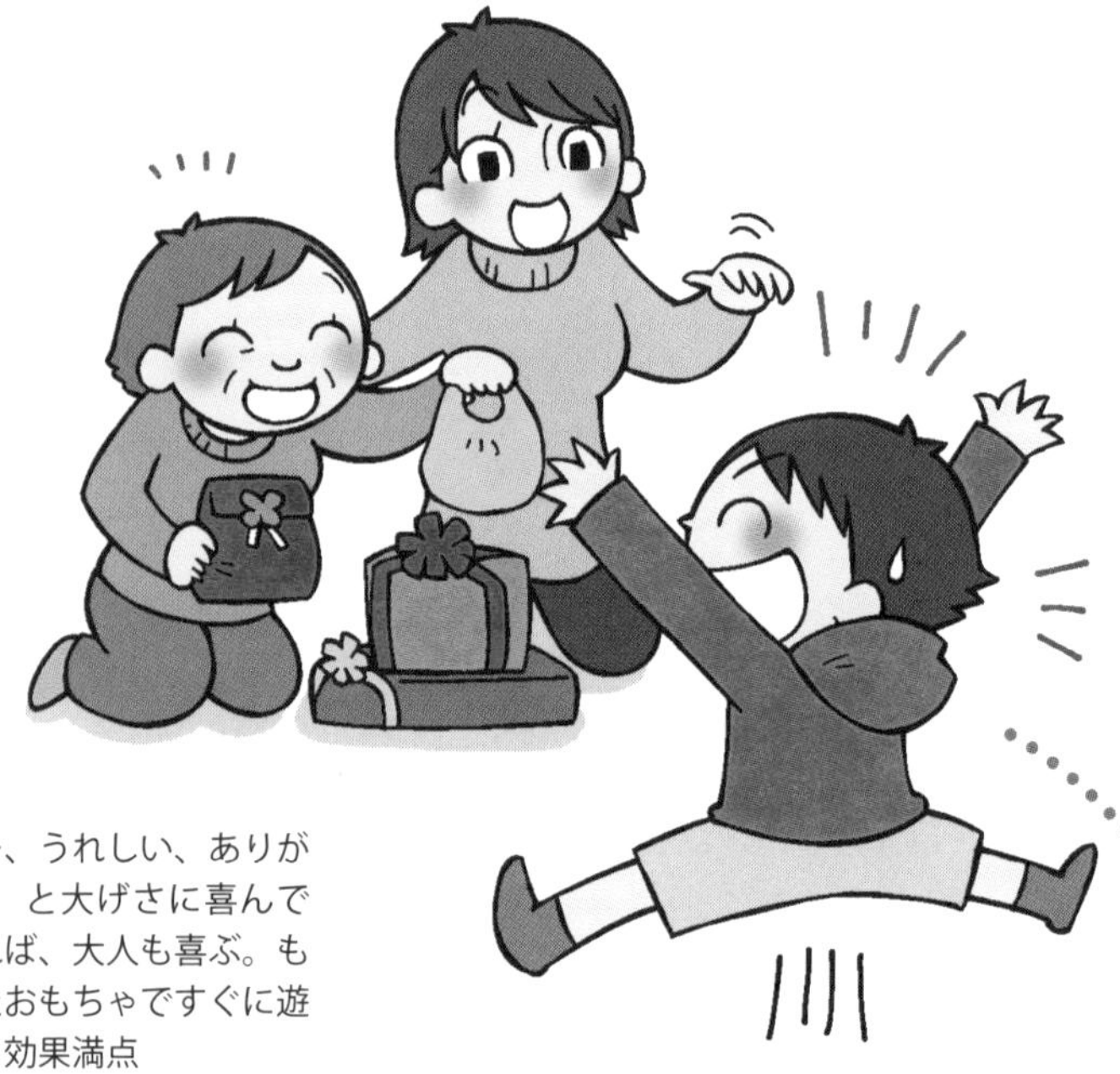

うわー、うれしい、ありがとう！ と大げさに喜んでみせれば、大人も喜ぶ。もらったおもちゃですぐに遊べば、効果満点

喜ばないと悪いな～

本音

本当の気持ちは違うのに

大人の期待に応えようとして、さしだされるものをうれしそうに受け入れます。しかし、やがて「本当は自分のことをわかってくれていない」という思いが、内面にたまっていきます。

期待が重い

なにを期待されているか、子どもたちはわかっています。家族の期待は無言のプレッシャーになります。両親と祖父母で、合計6人からのプレッシャーに耐えている子も少なくありません。

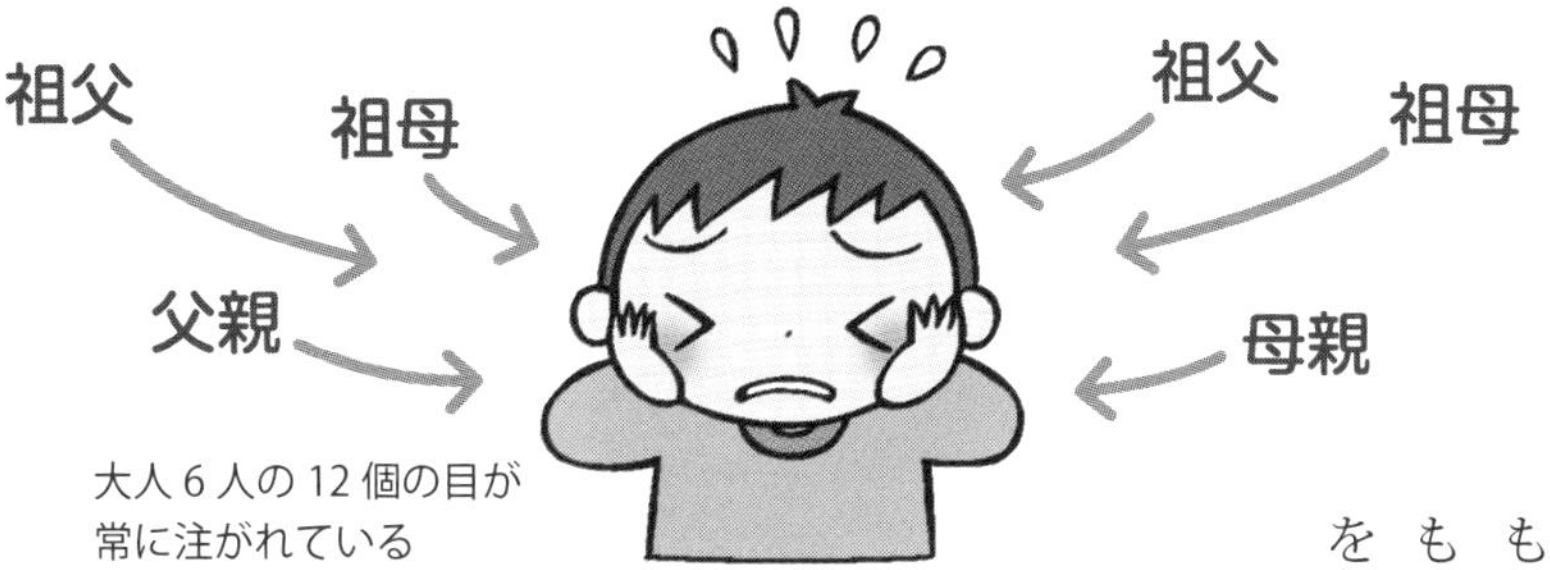
祖父
祖母
父親
祖父
祖母
母親
大人6人の12個の目が
常に注がれている

大人が喜ぶことがわかっている

親がいう「良い子」のイメージもわかるし、期待されていることもわかります。「良い子」の仮面をかぶってでも、期待に応えて親を喜ばせたいと思います。

ときには親からほめられることもありますが、言外に「もっとがんばれ」という期待感を感じ取り、さらに努力します。

そのぶん、本音を内側にため込むことになりかねません。

じつは気づいている！

大人の期待どおりにいっていない

親の期待が過剰だと、ほとんどの子どもが、自分は「親の思うような人間ではない」と感じるようになります。なかには、自分が悪いからだと、自責の念にとらわれてしまう子もいます。

リビング学習無理していない？

近年、リビングで勉強する子は成績がよい、といわれます。親の目がいき届き、コミュニケーションもとれるからと考えられているようです。

しかし、誰にでもあてはまるやり方とはいえません。指示が過剰になり、子どもが無理をしていることもあります。

見守りが監視になり、コミュニケーションが強制にならないよう、意識しましょう。

家庭で③

受験の高いハードルをとぼうとする

幼いころから習い事に通い、小学校中学年になると中学受験の勉強を始める子どもたち。たとえ自分には合格できそうもないと思う学校でも、親の期待に応えようと、がんばりつづけます。

親が言うから

子どもは親が決めた受験に疑問をもつことはほとんどありません。疑問をもつことを許さない親もいます。

子どもが自分から「受験をしたい」と言うこともありますが、本音かどうかわかりません。その発言じたいが、家の空気を読んでいるかもしれないからです。

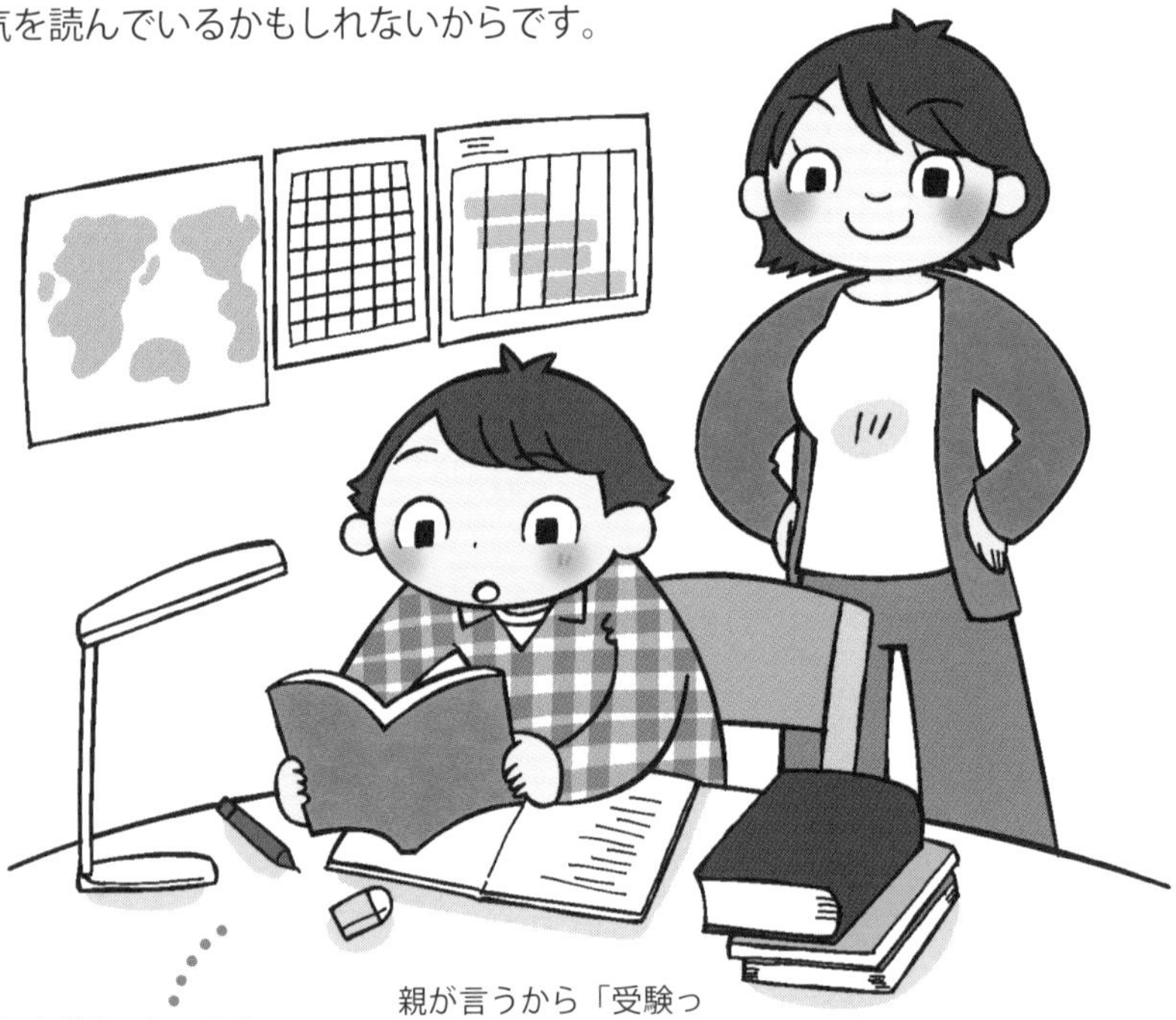

親が言うから「受験って、するものなんだろう」と思っている

がんばらなくちゃ

本音

たまには休みたい

たとえ受験塾が毎日でなくても、家庭学習という名の勉強スケジュールは毎日決められています。土日も祝日もなし。息苦しいほどの閉塞感のなかで、「たまには休みたい」と思うのも、無理はないでしょう。

じつは
気づいている！

人生には勝ち負けがあること

世の中には、高収入や名声を得ている成功者がいると気づいています。そういった人たちは「勝ち」で、一方には「負け」の人たちがいること、親は自分に「勝ち」に入ってほしいと期待していることもわかっています。

社会には格差があること

世の中には、格差があり、いちど下層に行ってしまったら、上がることは困難だとわかっています。だから、親が立てた高いハードルも、がんばってとぶことが、上層に行く最初のステップだと信じてしまいます。

やがて気づく！

「やらされた」のでは……

成績だけで進路を決められたり、限界以上に勉強をさせられたりした子どもは、思春期以降に被害者意識をもつことが多くあります。夢も希望ももっておらず、人生の早い段階で立ち止まってしまう子もいます。

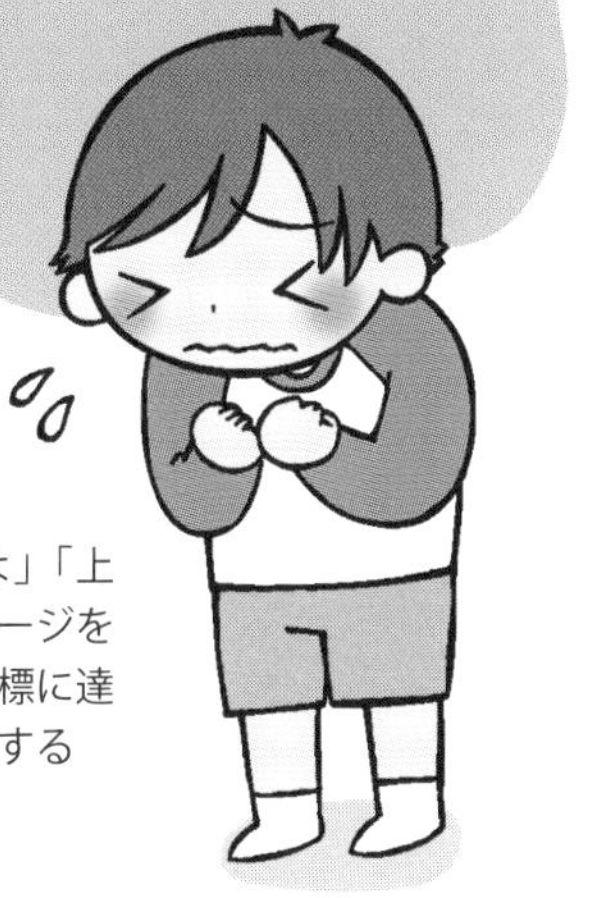

親から「敗北するな」「上層に行け」とメッセージを受け取りつづけ、目標に達しないと、自己否定する

親の目標が自分の目標に

中学受験を考える年代になると家の空気は「受験勉強をやれ」に変わります。子どもは、親が立てた目標が自分の目標になり、一生懸命に走っていきます。

ところが目標に達しないと、成績にこだわる親は、子どもを怒ったり、暴言を吐いたりすることもあります。子どもは「悪いのは自分」と思い込み、さらに無理を重ねることになります。

コラム

親も「ママ友」の空気を読むのに四苦八苦

「面倒くさい」と思うけれど

空気を読んで周囲に合わせようと努力しているのは、子どもたちだけではありません。その保護者たち、ママ友とよばれる人づきあいも、気をつかうものです。

そうしたつきあいを「面倒くさい」「苦手」と感じる人もいるようですが、ママ友の空気を読まないわけにはいきません。「大勢に合わせろ」という同調圧力を無視すれば、子どもにも影響が及ぶと考えるからです。

グループの同調圧力も

特に負担なのがスマホでのやりとりでしょう。ＬＩＮＥなどの連絡に即レスをしないと、ママ友のグループからはずされてしまう恐れがあります。常にスマホを手放せません。

一方、ママ友からの情報で助かったという声もあります。ママ友は、つきあい方しだいなのかもしれません。

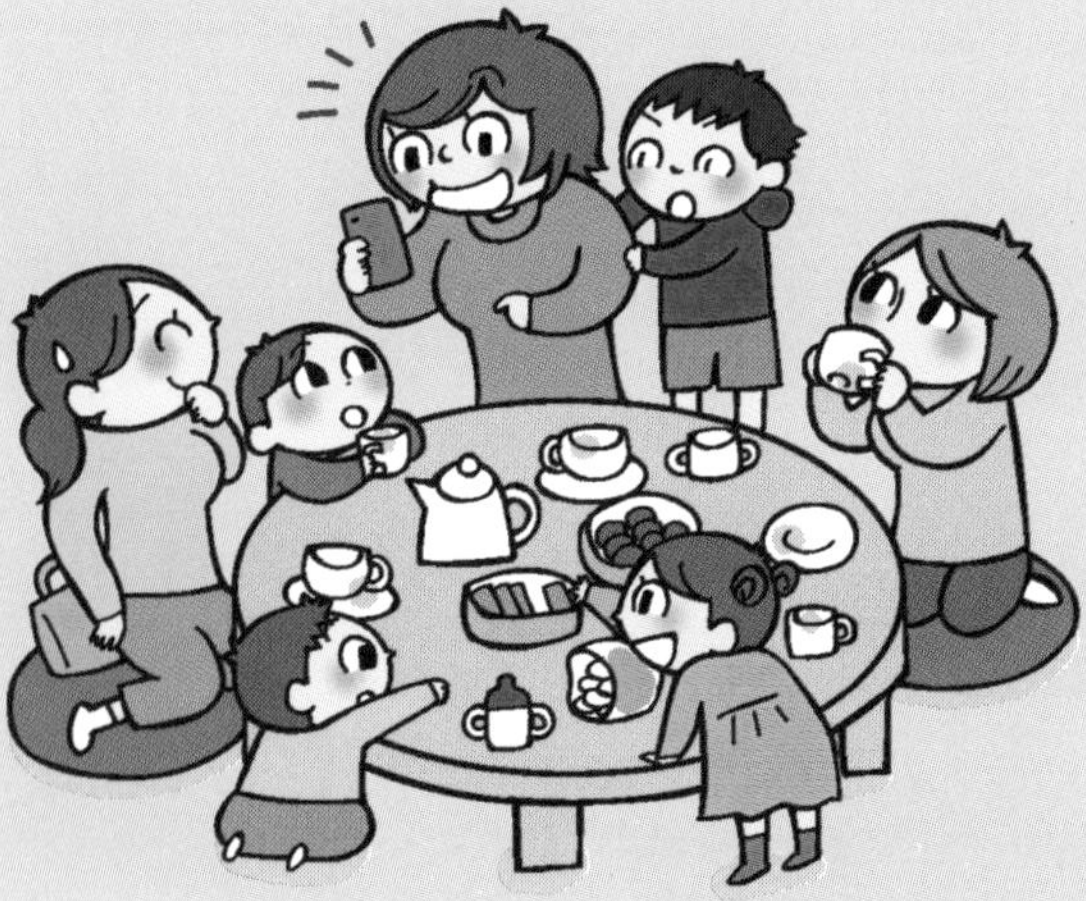

ママ友で集まる「お茶会」では、「空気を読まないと陰でなにを言われるかわからない」と戦々恐々。リーダー的な存在のママに「ＬＩＮＥ交換しよう」と言われたら、従うしかない!?

2 一生懸命に空気を読もうとするのはなぜ？

友だちから仲間はずれにされることを恐れます。

もっともこわいのは、いじめです。

家では、大人の重い期待に応えようと努力します。

根底には、自己肯定感の低さがあります。

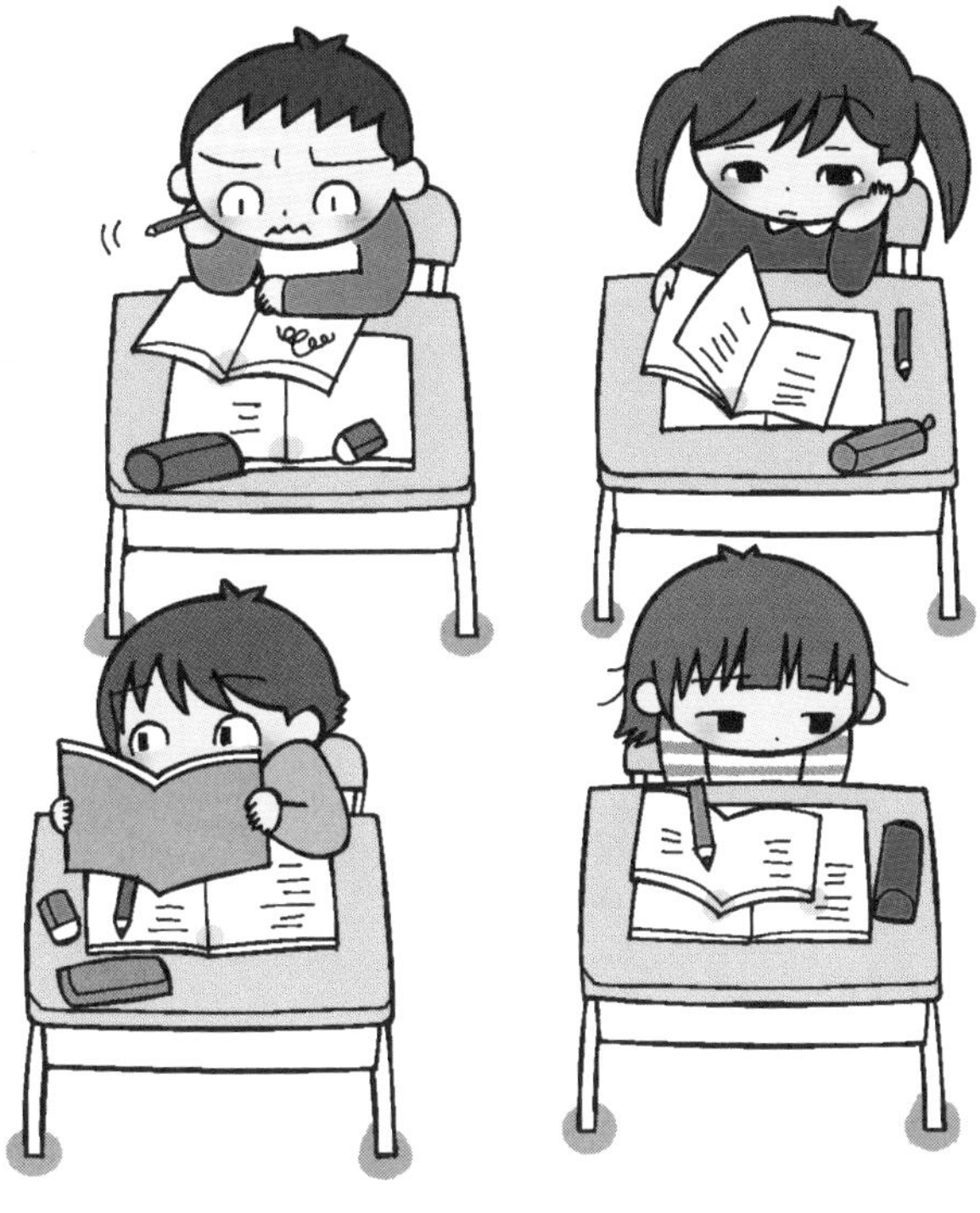

自己肯定感①

自己肯定感が低く、自分より空気が大事

なぜ周囲に合わせようと、空気を読みすぎてしまうのでしょうか。そこには「自己肯定感の低さ」があるようです。自分を大切に思えないから、空気のほうを大切にするのでしょう。

自分より空気が大事

もともと自己肯定感が低く自分を大切に思えないので、空気を読んで合わせようとします。しかし、空気を読みすぎると、さらに自己肯定感を下げることになってしまいます。

自己肯定感が低い

5歳ごろにはすでに低い？

自己肯定感は乳幼児のうちから育ち、5歳ごろには認識できます。自己肯定感を育てる要素は達成感。「できた」という体験と、それを見守る親、特に母親の目が大きく影響します。親の見方で自分の価値を感じ取っているからです。

自分を大切にできない

空気は、その場にいる人たちの意向や言動などから生まれます。一生懸命に空気を読もうとするのは、周りの意向や言動のほうを大切にしてしまうためで、自分を大切に思えないのです。

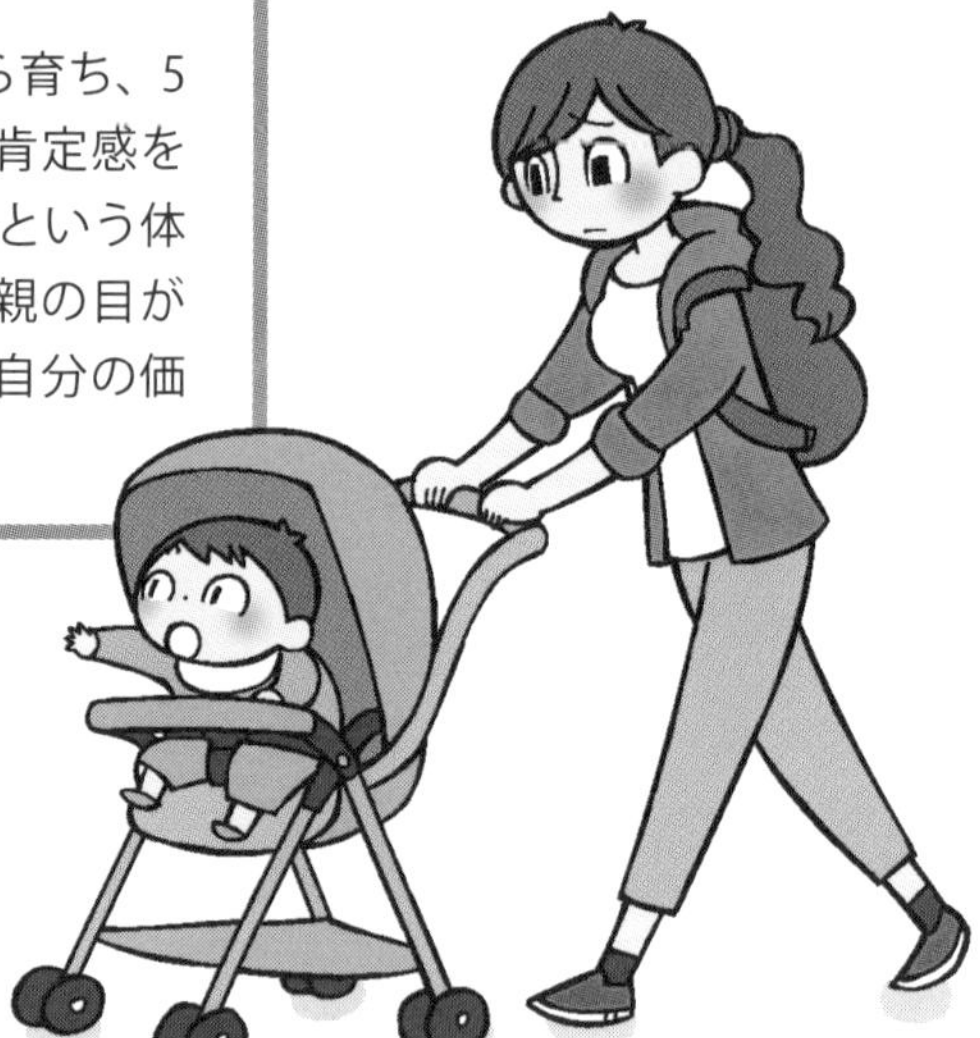

他者との関係が読み取れるのは乳幼児期からと考えられている。「子育てに自信がない」という母親は多い。母親自身の自己肯定感が低いと、子どもに影響する

自己肯定感を育てる要素

　親の目や態度、声かけによって育っていきます。

・ほめられる体験
・比較されないこと
・話を聞いてもらう
・適切な役割をもつ
・居場所がある
・自分で選ぶ（選択肢から選ぶ）

自己肯定感が低い子の特徴

　自信がなく、被害者意識をもっていることが特徴です。

・「どうせうまくいかない」「やってもムダ」が口ぐせ
・失敗を恐れて尻込みする
・悲観的な見通しをする
・新しいことにチャレンジしない
・傷つきやすい　・承認欲求が強い
・自分を大げさにアピールする

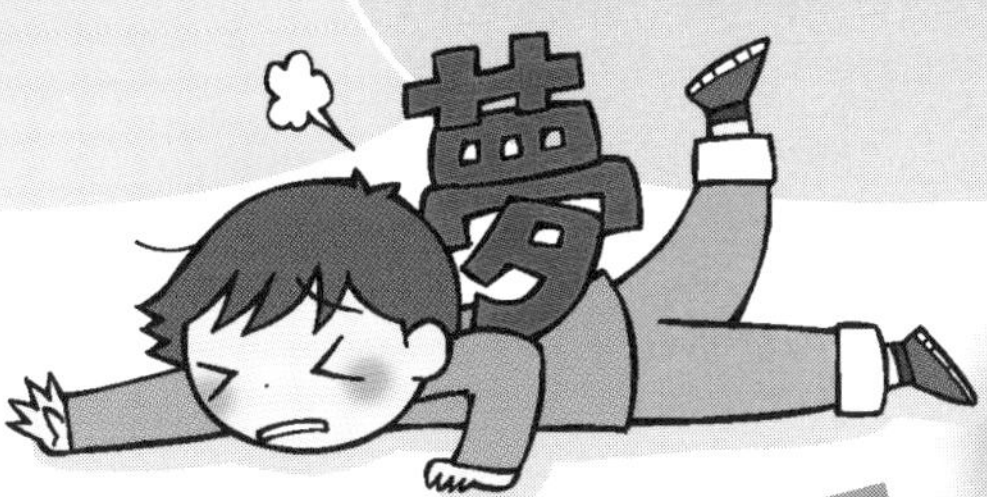

自分の夢や希望をもてず、親の夢や希望につぶされてしまうこともある

空気を読みすぎる

6歳ごろから、他者と自分を比較することで自己肯定感が育っていく。自己肯定感が低いと、周囲を過剰に気にして、空気を読みすぎてしまう

自己肯定感がさらに下がる

空気を読みすぎて自己を抑えつづけていれば存在価値を認められず、自己肯定感はさらに下がる

これは自己肯定感が低いということです。自分に自信がもてないし、自分を信頼することができないのです。ひいては他人を信頼することもできなくなります。

　自己肯定感が高いとは、自分を信じていいところも悪いところも受け入れられるということです。自分の価値や役割を見出し、自分を信頼できるので、たとえ失敗しても立ち直ることができます。

自己肯定感が高すぎても……

　自己肯定感は高ければ高いほどいいわけではありません。高すぎる人は、自信過剰で他人からの忠告には耳をかしません。自分勝手といわれるほど、自己を押し通します。新しいことにチャレンジし、失敗してもくじけませんが、やりすぎて批判されることもあります。

　日本人にはあまりいないタイプです。

年齢が上がるほど、自己肯定感は下がる

自己肯定感は一度決まったら固定されるものではありません。状況や年齢によって変化します。自己肯定感が低い子どもが多いのですが、年齢が上がるほど下がっていく傾向があります。

自己肯定感が下がっていくと

自己肯定感が低いと、自信がもてず、自分も他者も信頼できなくなります。さらに下がっていくと、精神的な弱さをもつことになってしまいます。

ささいなことで傷つき、立ち直れない

少しの失敗や挫折でも、回復できない。
困難に耐えて「やりぬく力」がない

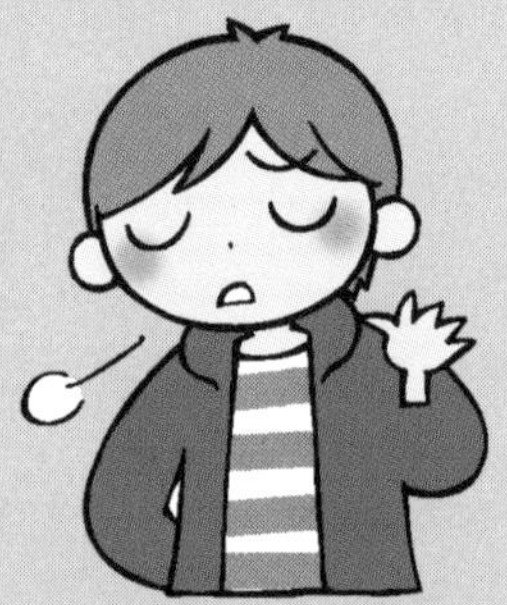

被害者意識をもちやすくなる

親の指示や同調圧力に従って受け身にすごしてきた。「やらされた感」が強くなる

夢や希望をもてない

好きなことや言いたいことは抑圧されてきた。
夢や希望は親のもの。自分のものではない

大人になってから子どもを虐待も

子育てに自信をもてない親になり、虐待のリスクも。自発的な言動を抑圧されつづけたため、自分で自分の言動を制御する力（自制心）が育っていないことも一因

非認知能力が育たない

非認知能力とは

テストやＩＱのような数値で表せない、生きる力。学校の成績がよくても、非認知能力が低いこともある

・立ち直る力
・やりぬく力
・自制心
・好奇心　など

自己肯定感の低さが調査からわかる

自己肯定感についての調査があります。その結果をみると、年齢によって下がっていく傾向と、日本の子どもたちの自己肯定感の低さがわかります。

自己肯定感が低いとは、自分を大切に思えないということです。空気を読みすぎることとの関係がうかがわれます。

自己肯定感の変化

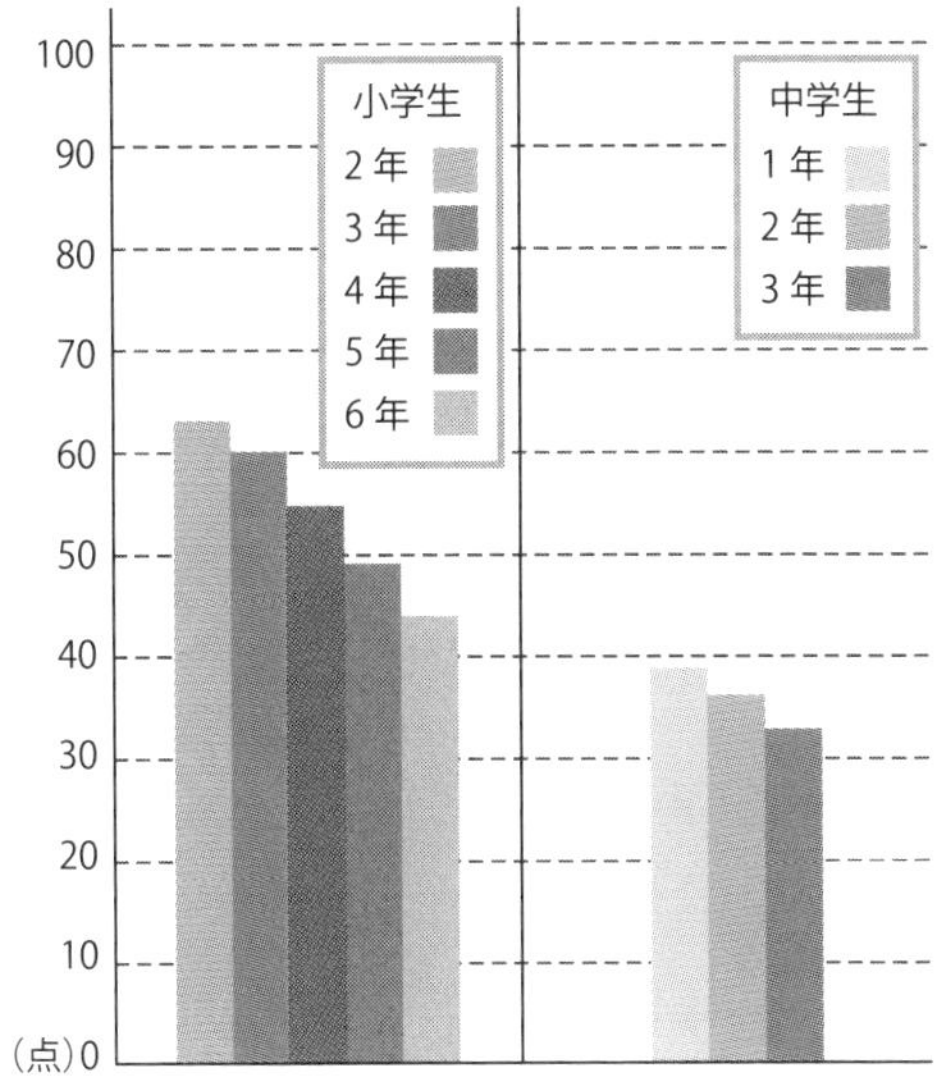

別の調査で、地域差や公立・私立学校の差がないことがわかっている。また、ここには挙げていないが、高校生になるとさらに下がる

小学生の男女別得点

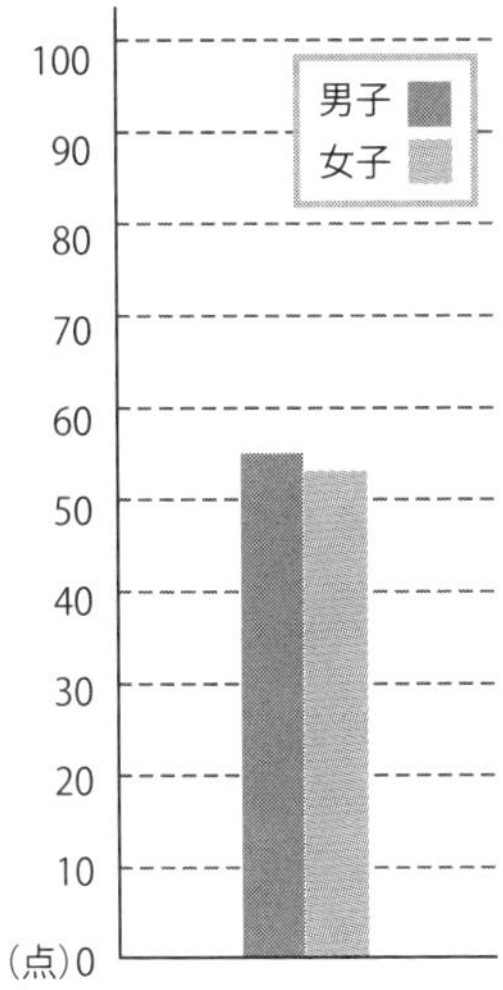

女子のほうがやや低い結果になった

国際比較

日本とオランダ

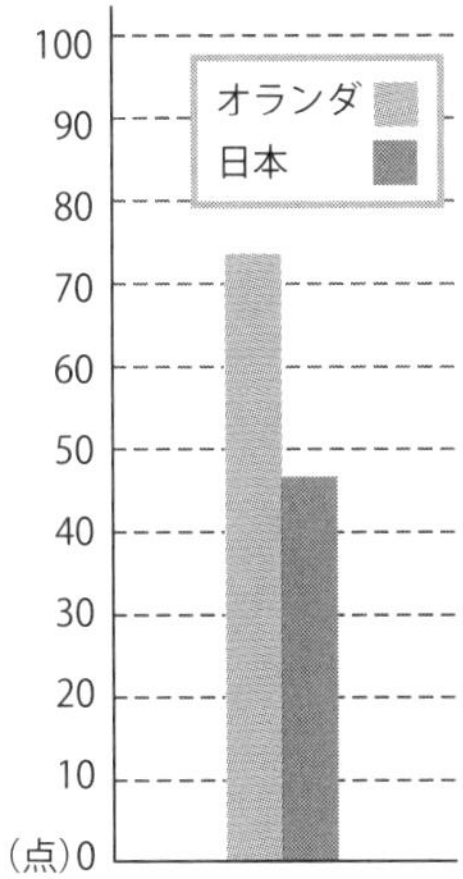

日本とオランダの小・中学生の平均値。オランダは先進国のなかで、もっとも子どもたちの幸福度が高い国（ユニセフ2007年幸福度調査）。日本とは大きな差がある

日本とドイツ

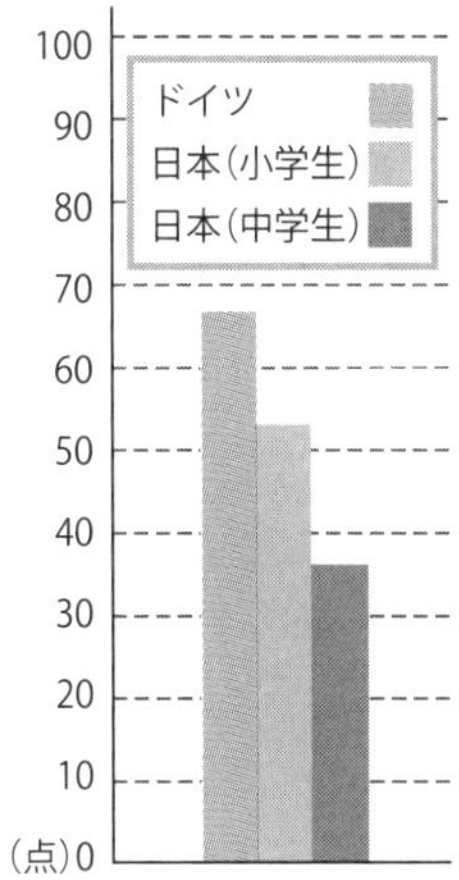

ドイツは小学4年生918人と8年生（日本の中学2年）583人の平均値。日本の小・中学生よりもドイツのほうが高い

Kid-KINDL® の日本語訳版QOL尺度（→ P57）より。柴田玲子ほか『日本小児科学会雑誌 vol.107, No.11, November 2003』、松嵜くみ子ほか『日本小児科学会雑誌 vol.111, No.11, November 2007』より改編。調査報告は「自尊感情」

ルール過多

ルールを守らないと「ダメ」と否定される

空気を読みすぎてしまう理由のひとつに、ルールの多さがあります。園でも学校でも、家庭でさえも、「あれはいけない」「これはいけない」と否定されつづければ、どうしていいかわからなくなります。

ダメ！　と言われつづけている

　ルールが多いと、子どもたちはなにかやりたくても、言いたくても、「それはダメ」と否定されつづけることになりかねません。どうしていいかわからなくなり、周囲の様子をうかがおうとして、空気を読みすぎてしまいます。

　ただし、公共のマナーのように、必要なルールもあります。不必要なルールが多すぎることが問題なのです。

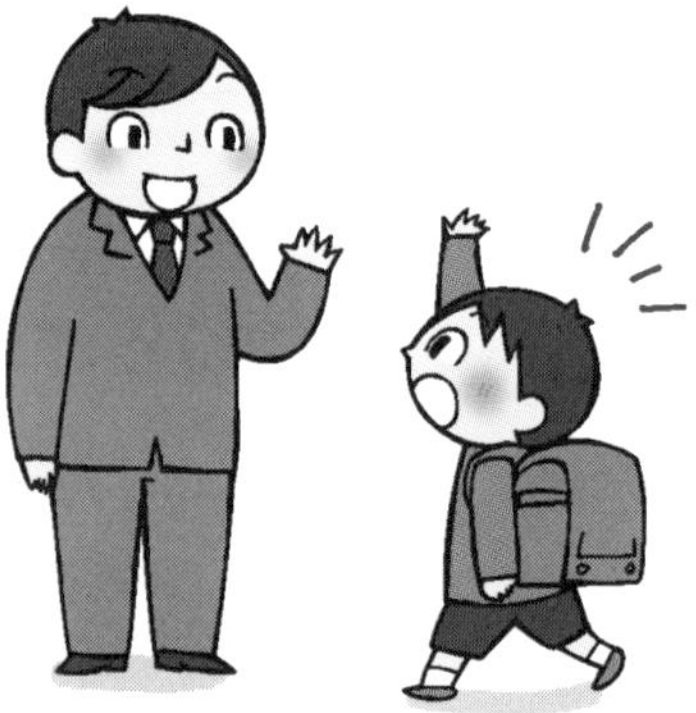

「朝は大きな声で元気よくあいさつすること」と決められても、たまには静かにしていたいこともある

クレーム社会に大人も萎縮

　少子化になり、少ない子どもをしっかり育てる意識が社会全体にあるようです。期待される人間にならないと、親が責められ、園や学校はクレームに忙殺されます。子どもにかかわる大人はクレームに萎縮し、ルールを増やすことで防衛しようというのでしょう。

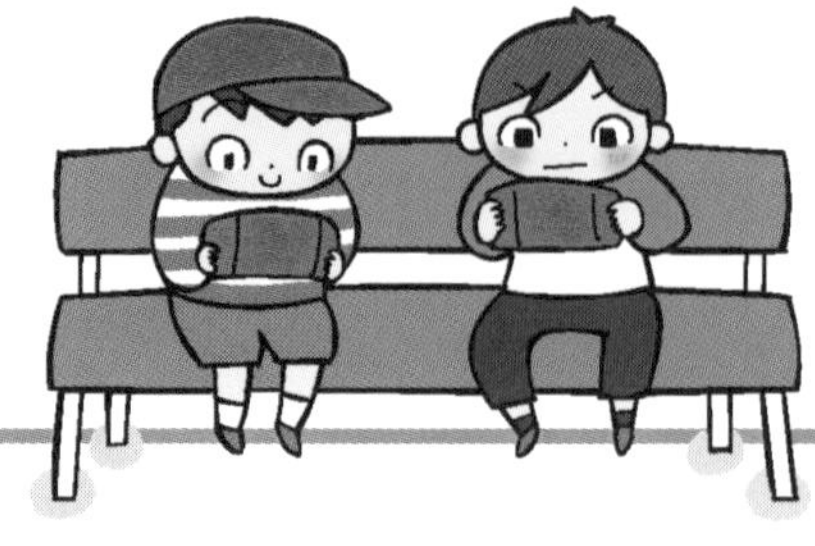

子どもの存在を許容できない社会でもある。「騒いではいけない」ルールが設けられた公園ではゲームをするしかない⁉

本人は、安心したい

ルールが多すぎても、子どもたちは守ろうとします。「周囲と違うことをしたら浮く」「失敗して注目されたくない」「反抗したら親を困らせる」「怒られたくない」といった気持ちから、ルールに従うほうが安心なのです。

ダメと否定されたくない

ルールのなかには、スマホの使用時間など健康を守るためなどに必要なものもありますが、納得できないものや面倒くさいものもあります。しかし、周囲の人たちは守っている――その空気を読んで、合わせようとします。

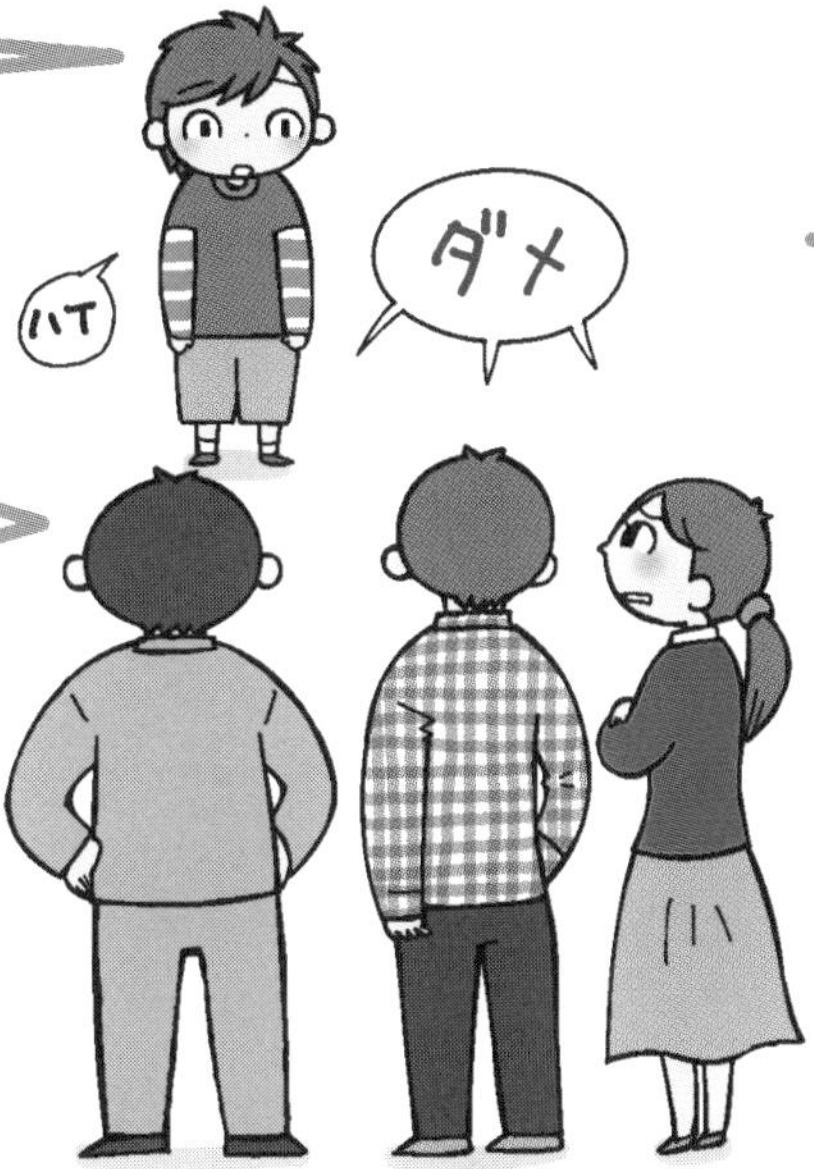

マイナスのメッセージに

「○○をしたらダメ」というルールを伝えるのは、子どもたちへマイナスのメッセージを送りつづけているようなものです。子どもたちは、ルールを守ってさえいれば「良い子」の評価を得ることができます。

自己肯定感を下げることに

興味や言動を否定されつづけていれば、自分はダメな人間だと感じてしまうでしょう。大人からはマイナスのメッセージが次々に送られてきます。自己肯定感が下がってしまうのも不思議ではありません。

子どもたちの周りにはルールがいっぱい

園や学校などの集団にはルールが必要です。しかし、最近ではルールが多すぎないでしょうか。なにをするにもルールを守るように言われていれば、自己肯定感も低くなるでしょう。

家庭でも、しつけのためにルールがいっぱい。子どもたちは常に緊張状態におかれています。

同調圧力①

周りに合わせないと、いじめがこわい

仲間はずれにならないよう空気を読みすぎてしまうのは、なんといっても「いじめの被害者」になることがこわいからです。友だち集団の同調圧力に逆らわないほうが、安全なのです。

いつターゲットにされるかわからない

いじめは現在、大きな社会問題です。小学校ではここ数年、認知件数が激増しています。

身体的ないじめは発見しやすいのですが、からかいや悪口は表面化してきません。いじめられても親に言わない子は多くいます。親を悲しませたくないし、いじめの被害者になった自分が情けないと思うのでしょう。

気の弱い子やおとなしい子はいじめの被害者になるリスクが高いのですが、昨今は、誰もが被害者になりえます。友だちグループから浮くのは、大きなリスクです。

いじめがこわい

昔からいじめはありましたが、近年は、集団でひとりをいじめるケースが多くなっています。しかも、いつなにがきっかけで被害者になるかわからないので、なおさらこわいのです。

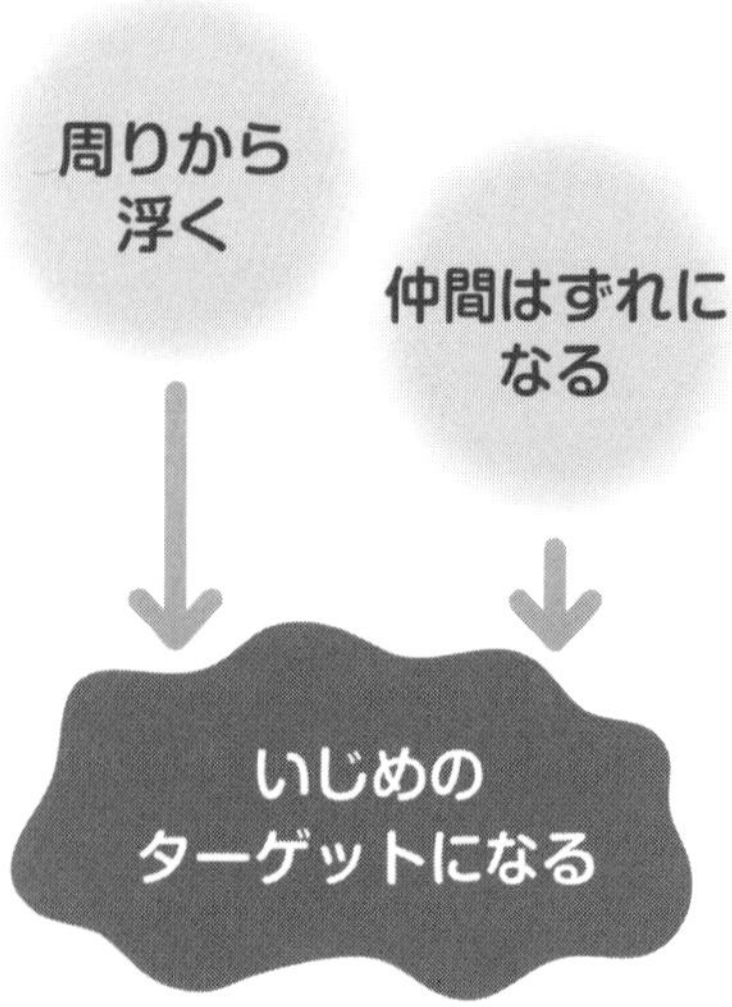
周りから浮く
仲間はずれになる
いじめのターゲットになる

いじめ件数

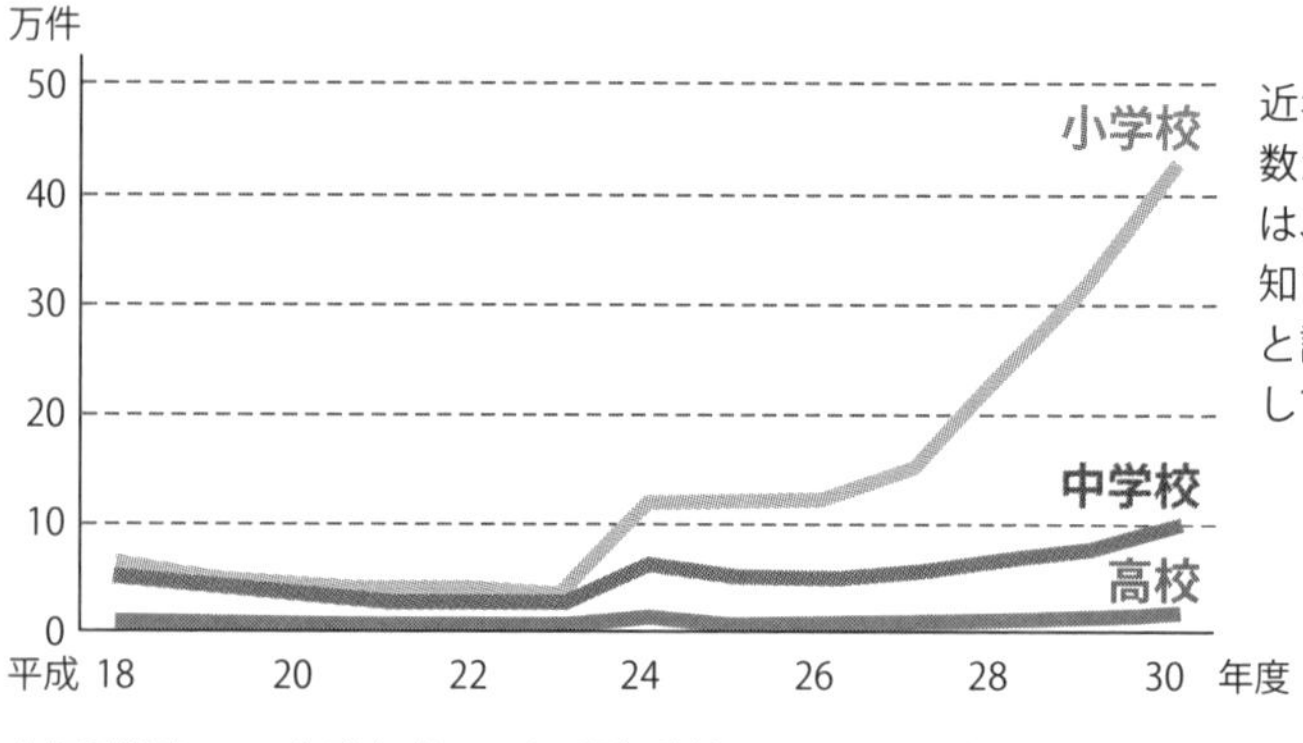
万件
50
40
30
20
10
0
小学校
中学校
高校
平成 18
20
22
24
26
28
30
年度

近年は小学校での認知件数が増加。文部科学省では、以前は悪ふざけと認知されたものが、いじめと認知されたためと説明している

文部科学省 2019 年発表「いじめの認知件数」　＊平成 25 年度から高校には通信制課程を含む

いじめに影響すること

いじめには、さまざまな原因が複合的にかかわっていますが、下記のようなことも、影響していると考えられます。

学校という制度

1クラス40人ちかい子どもたちは、家庭環境も、学習の習熟度もバラバラ。それなのに、授業は一律のうえ、1時間ちかく静かに座っていなくてはいけません。学校の制度じたいが、子どもたちのストレスになっています。

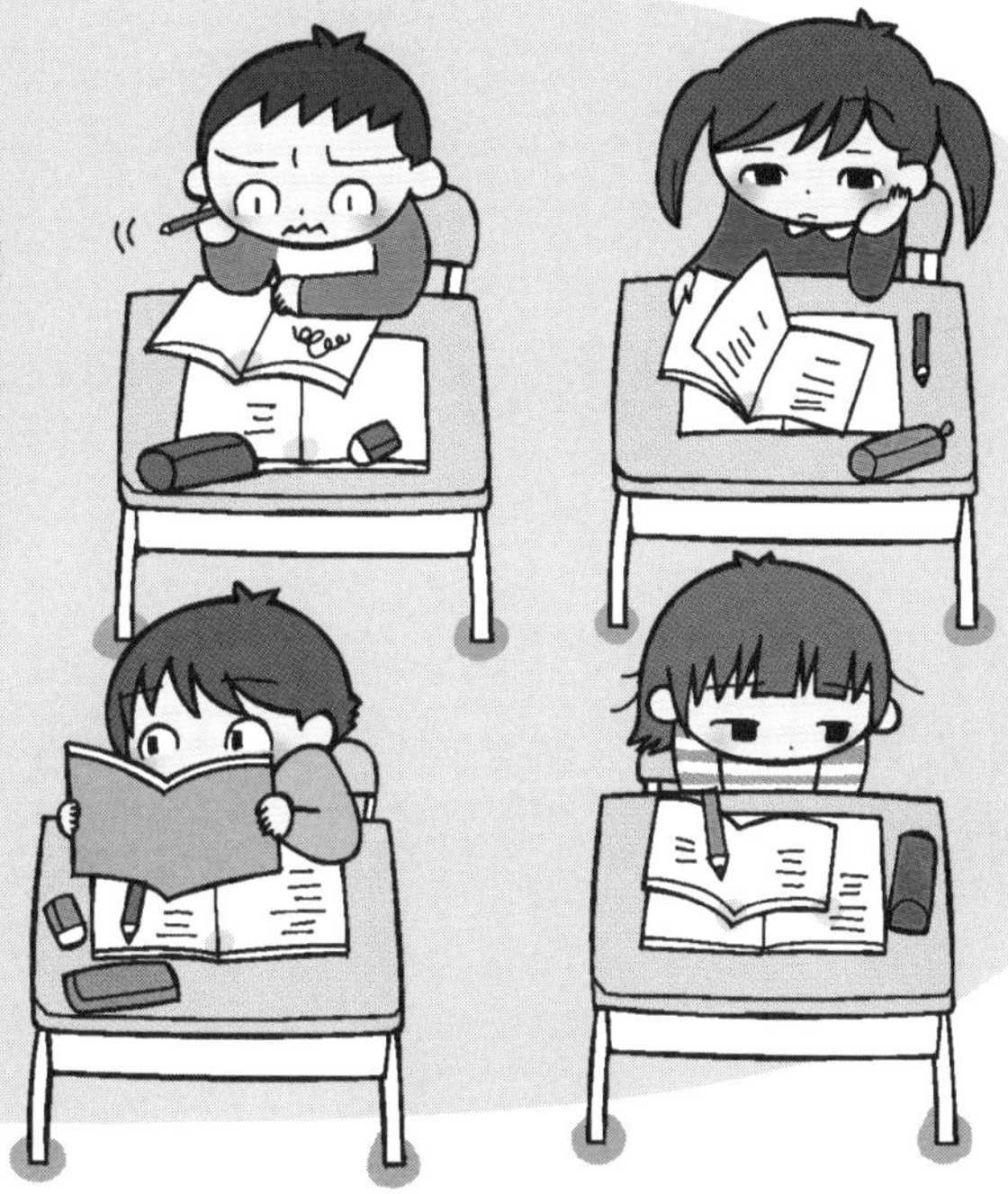

授業が簡単すぎて退屈な子、わからないけれど黙って座っている子、虐待を受けている子、ひっこみじあんな子などが集まっている

社会全体が忙しい

子どもは塾通いや習い事で、大人は人件費削減や人手不足などで、教師は英語などの教科増などで社会全体が忙しく、みんながストレスをためています。

家庭に居場所がない

教育やしつけがいきすぎる親や、仕事で不在がちな親など、家庭に心の居場所がない子どもたち。そのストレスを、自分より弱い相手や、大人の評価が高い子、目立つ子にぶつけます。

同調圧力②

リアルなコミュニケーションができない

空気を読んでも、コミュニケーション力がないと、周囲とうまく意思疎通ができません。実体験の不足から、コミュニケーション力が育っていない子がいます。

対人関係じたいがストレスになる

最近の子どもたちは、違う年代の子どもと遊んだり、近所の大人とつきあったりする経験が少ないです。そのうえ、空気を読んで摩擦を避けている子は、本音でつきあうとはどういうことかよく知りません。そのため、対人関係じたいがストレスになっています。

また、インターネットを使う子どもも増えていますが、ネットでのコミュニケーションは、一方的な意思表示になることが多く、短文なので真意が伝わりにくいため、受け手にとって同調圧力になりかねません。子どもたちは、ネット上の空気も、読まなくてはいけない状況です。

ネットの影響は大きい

子どもたちのコミュニケーション力が落ちてきたことには、ネットの影響が否めません。ほかにも、ネットが子どもたちに及ぼしている影響はいくつかあります。

特に男子はゲームにはまりやすい。誤解を恐れずに言うと、ゲーム機が登場してから男子の凋落《ちょうらく》が始まった

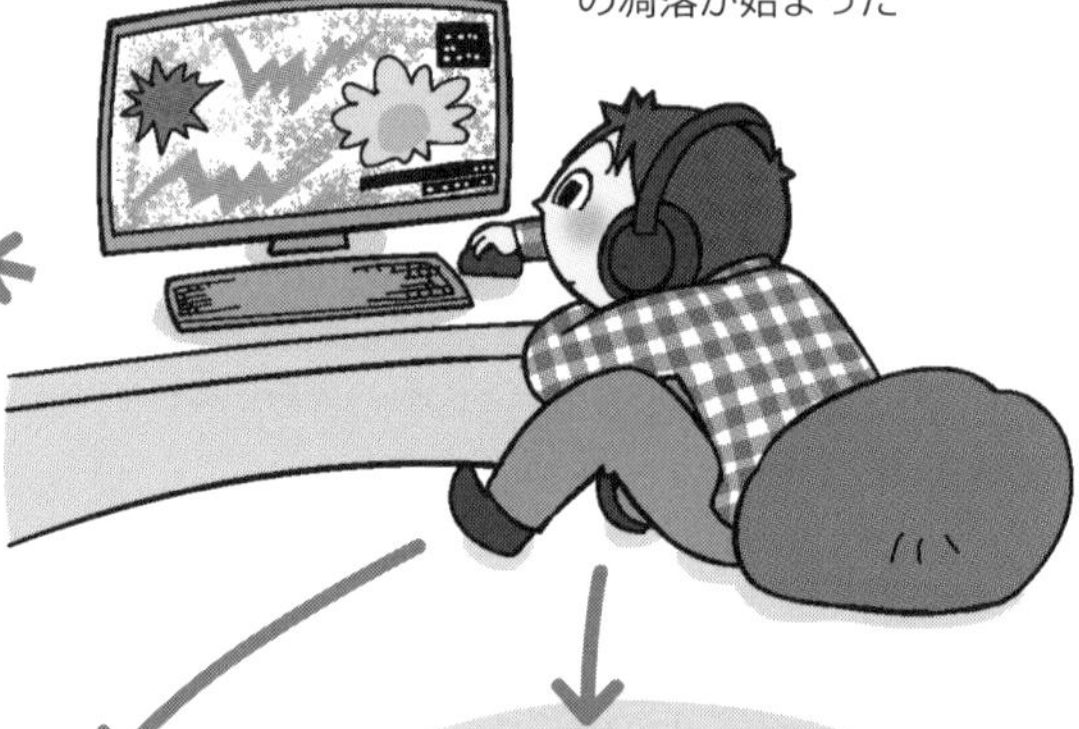

コミュニケーション力の低下

リアルの人間関係をもたなくても、ネットを使えばコミュニケーションをとれる錯覚に陥っているようです。

社会的スキルが身につかない

情報はたくさんもっているのに、実体験を伴っていません。実際の社会で生きていくスキルは仮想社会では身につきません。

依存症という危険も

ゲームはあまりにも魅力的で、子どもをとりこにします。幼いうちから、依存症になる子も多くいます（→ P70）。

コミュニケーション力が育たない

コミュニケーション力は、集団のなかで失敗や成功を経験し、もまれながら育っていくものです。子どもたちのコミュニケーション力が育っていないのは、インターネットの発達以外にも、大きな要因があります。

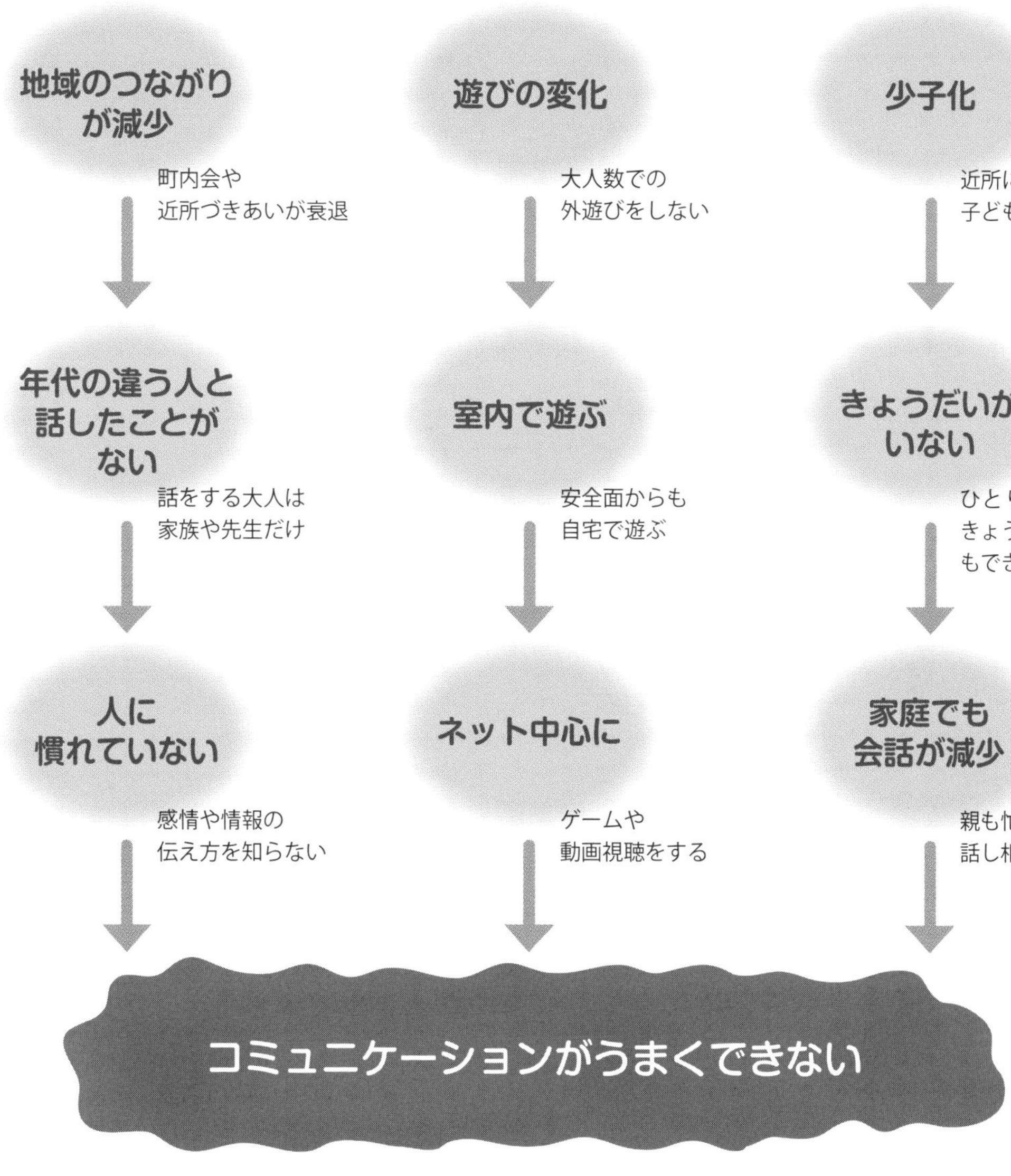
地域のつながりが減少
町内会や近所づきあいが衰退
年代の違う人と話したことがない
話をする大人は家族や先生だけ
人に慣れていない
感情や情報の伝え方を知らない
遊びの変化
大人数での外遊びをしない
室内で遊ぶ
安全面からも自宅で遊ぶ
ネット中心に
ゲームや動画視聴をする
少子化
近所に子どもがいない
きょうだいがいない
ひとりっ子では、きょうだいゲンカもできない
家庭でも会話が減少
親も忙しいので、話し相手がいない
コミュニケーションがうまくできない

発達障害

空気を読めない子は「発達障害」？

発達障害という言葉が広く知られるようになりました。そのため、空気を読めないなど、発達障害の特性に近い個性をもつ子どもを、安易に「発達障害だろう」と判断する傾向があります。

発達障害という言葉が広まって

子どもは本来、空気を読まずに天真爛漫に育っていくものです。しかし、子どもでも空気を読むのが当たり前になってきて、空気が読めない子どもは、なにか原因があるのでは、と思われてしまうこともあります。

まず挙げられるのが発達障害です。適切に診断されれば該当しない子どもでも、親が過剰に心配したり、園や学校で対応に困ったりすると、発達障害とみなされることも少なくないようです。

近年、発達障害が激増していますが、じつは該当しない子どもも含まれている「見かけの増加」と考える医師もいます。

発達障害といわれてしまう

発達障害という言葉は広まっても、その特性が十分理解されているかは疑問です。子どもたちの個性を発達障害の特性と混同していることもあります。

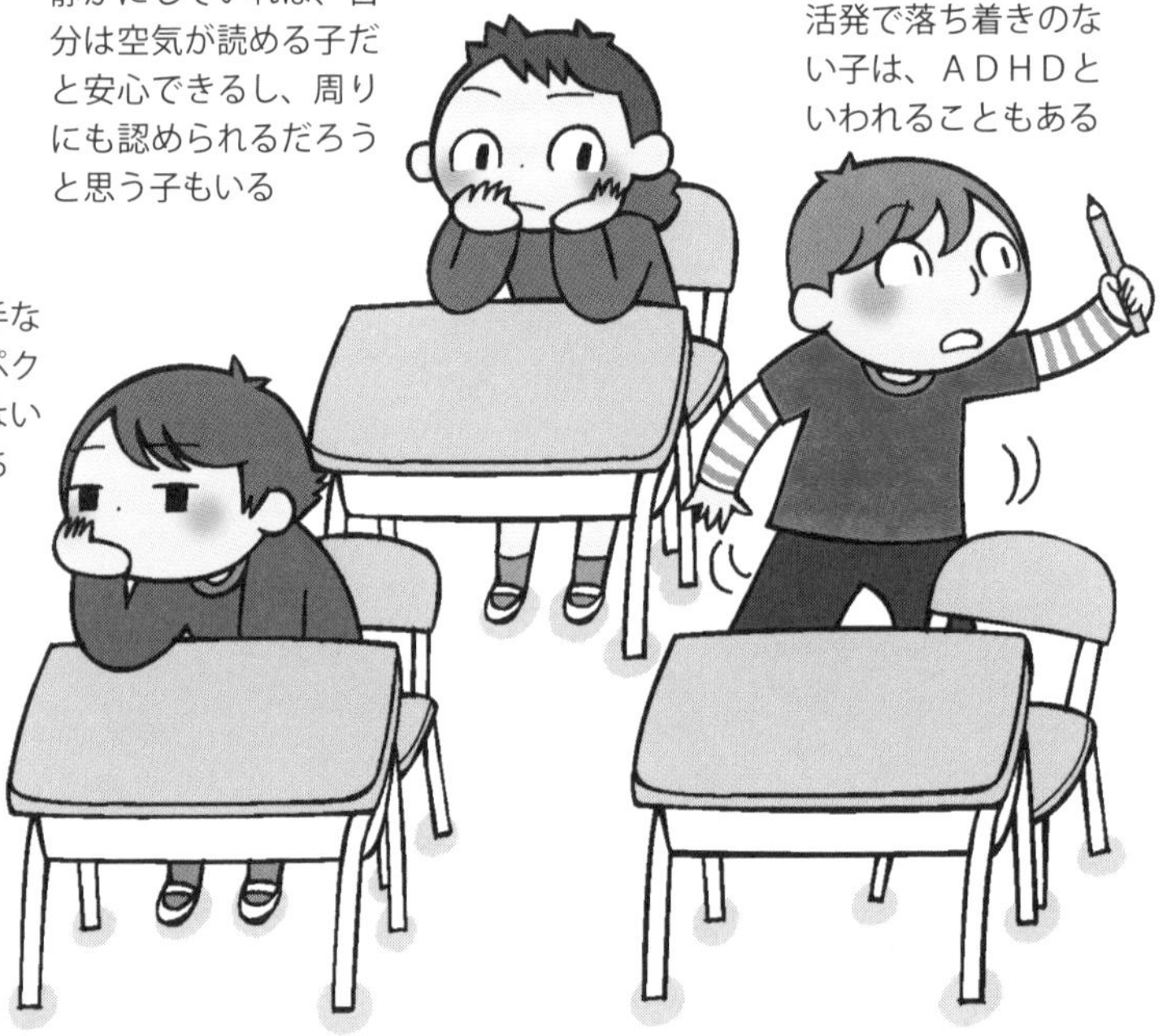

静かにしていれば、自分は空気が読める子だと安心できるし、周りにも認められるだろうと思う子もいる
活発で落ち着きのない子は、ＡＤＨＤといわれることもある
対人関係が苦手な子は、自閉スペクトラム症ではないかと思われがち

受診を検討しても

発達障害「かもしれない」だけで思い込むのは避けたいもの。思い込みは、子どもの個性をつぶしたり、ほかの原因を見逃したりすることになりかねません。保健所などに相談のうえ、医療機関で適切な診断を受けるようにしましょう。

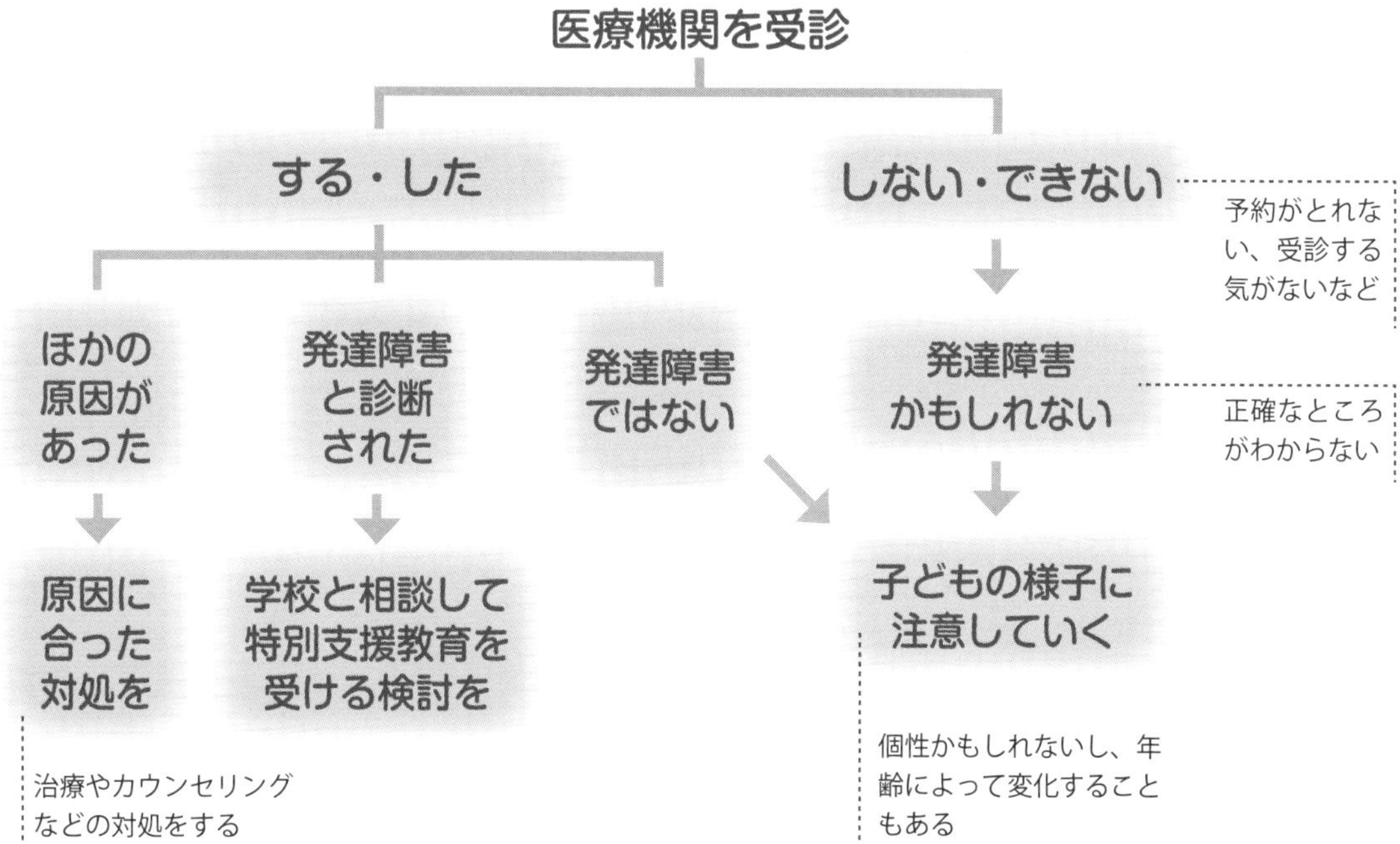
医療機関を受診
する・した
しない・できない
予約がとれない、受診する気がないなど
ほかの原因があった
発達障害と診断された
発達障害ではない
発達障害かもしれない
正確なところがわからない
原因に合った対処を
治療やカウンセリングなどの対処をする
学校と相談して特別支援教育を受ける検討を
子どもの様子に注意していく
個性かもしれないし、年齢によって変化することもある

ケース

おしゃべりが止まらないDさん

発達障害かもしれないと医療機関を受診したDさん。家にいるときはずっと母親にまとわりついて、しゃべっているそうです。親は疲れ果てています。

じつはDさんは発達障害ではなく、寂しかったのでした。離婚後ひとりで生活を支えている母親は忙しく、Dさんの相手をする時間がなかったのです。

アドバイス

子どもは育てにくいもの

大人から見ると、落ち着きがないし、忘れ物が多い、がんこで大人の言うことを聞かない。こうした子どもは多くいます。

もともと子どもは育てにくくて当たり前。今は大人を振り回す子どもたちも、成長とともに変わっていく可能性があります。

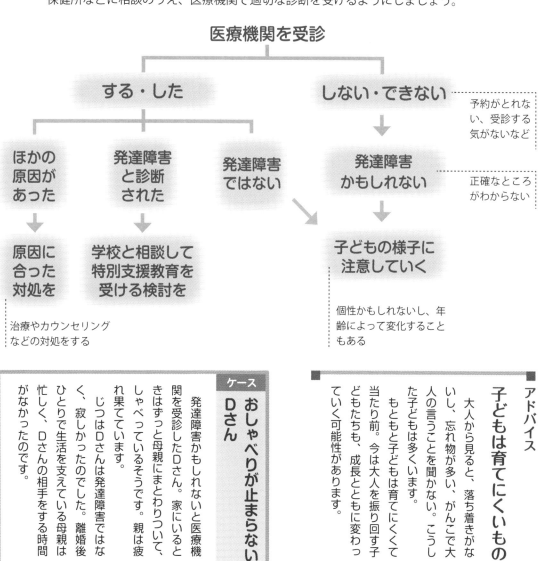

重い期待①

あらゆる面で「完璧な子」が望まれる

子どもが将来幸せになってほしいという願いは、多くの親がもつものでしょう。
なかには、勉強もスポーツも人より優れ、行儀もよく性格も……と、多くのことを期待する親もいます。

期待がいっぱい

親や祖父母が期待することはたくさんあります。しかも子どもの数が少ないので、期待は一身に集まります。完璧な子どもなどいないので、その期待は重い負担になってしまいます。

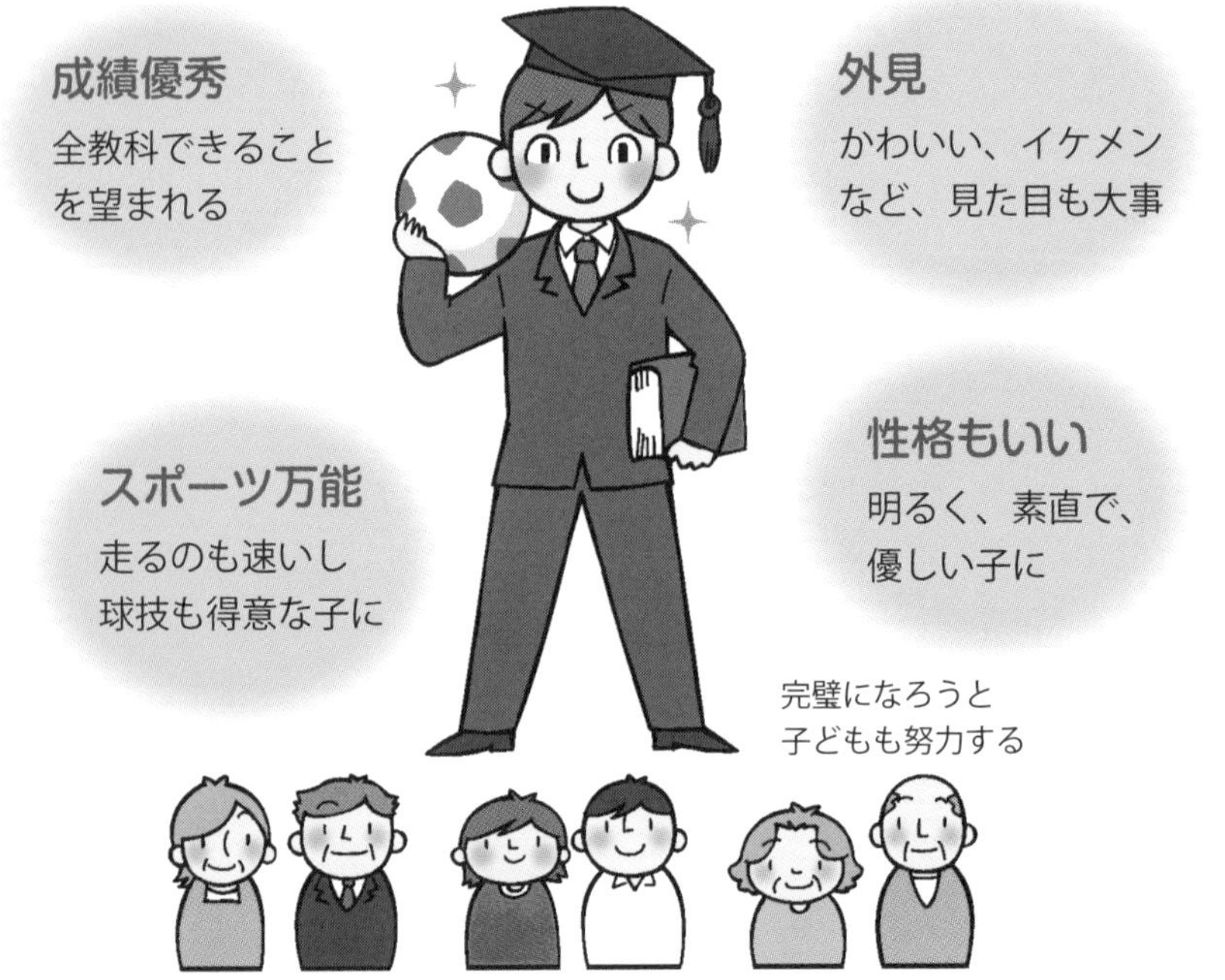

成績優秀
全教科できることを望まれる
外見
かわいい、イケメンなど、見た目も大事
スポーツ万能
走るのも速いし球技も得意な子に
性格もいい
明るく、素直で、優しい子に
完璧になろうと子どもも努力する

いきすぎの早期教育、英才教育にも

早期教育とは就学前にＩＱを高めることを強く意識する教育、英才教育とは特定の技能だけを伸ばそうとする教育です。

高い学歴を身につけさせたいと思うあまり、子どもの個性や発達段階を無視して、早期教育や英才教育を受けさせます。成績が伸びないと厳しく叱責も。これは教育の強要で「教育虐待」になりかねません。

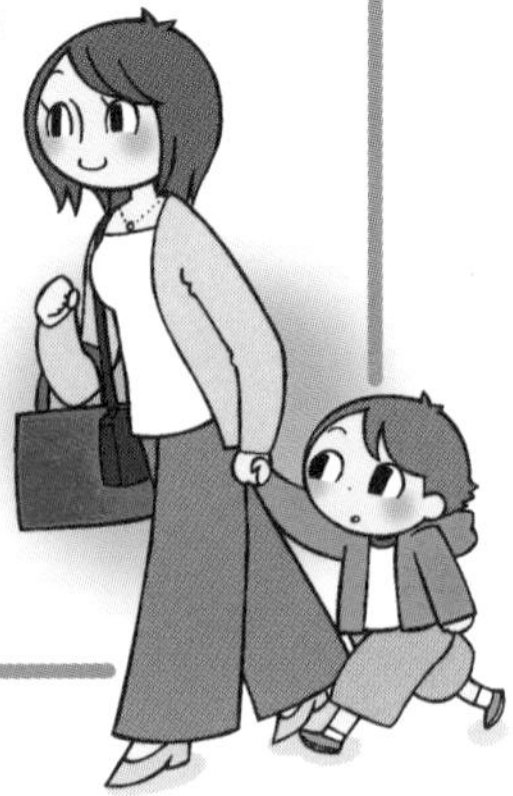

特に「お勉強」ができる子になってほしい

子どもの数が減り、ひとりの子に多くの大人の目が注がれます。「健康でさえいれば」というのは表向きの願いで、実際は、勉強ができる「良い子」を期待します。

背景には大人の価値観があります。社会には階層があって、上流層に入るには経済力が必要、高収入は職業選択が大事で、就職は学歴が決め手だと考えるからでしょう。だから「お勉強」ができることが最重要になります。

親は子どものために勉強させるのですが、やりすぎると有害になりかねません。これは「教育虐待」にあたるのではないでしょうか。

「虐待」は英語でabuseです。日本で一般に思われているより範囲が広く、「不当な扱い」の意味があります。不当に教育を強いることはeducational abuseですから、「教育虐待」は、「やりすぎ教育」ととらえることもできます。

やりすぎてない？

下記のような考え方は教育虐待につながる危険性があります。

- 一度決めたことをやりとげないのは、本人の意志が弱いせいだ
- できないときには、理由を考えさせて反省させる必要がある
- 親が子どものために用意したことに、子どもは従うべきだ
- 子どもの評価が悪いのは親の責任
- 目標は簡単に達成できないほど高めに設定すべき

子どもの受け取り方

親の思いが子どもに通じているとは限りません。期待が重すぎて、負担になっている子もいます。

納得させられている

親の目標が自分の目標だと思い込み、ほめられたい、認められたいと、がんばります。

自分を責めている

期待されるほどできない場合、自分は本当はできない子なんだ、と自分を責めます。コンプレックスを抱える子もいます。

否定されていると思う

ほめられることがないと、「がんばれ」を「努力が足りない」といった否定的なメッセージに受け取ります。

重い期待②

親の自己肯定感の低さが影響している

「親の期待」という空気を子どもに読ませて、教育が心理的な虐待というほどになってしまうのはなぜでしょうか——。そこには親自身の自己肯定感の低さが投影されているといえるようです。

自己肯定感が低い大人の特徴

自己肯定感が低いかどうか、自分ではわからないかもしれません。下記のようなことがあれば、自己肯定感の低さが考えられます。

いつも自分は損をしていると思う

特に理由もないのに、自分は損をしていると思い、満足できない

本音を言えない

自分の言いたいことには価値がないような気がするし、言っても受け入れられないと思う

失敗ばかりしていると思う

これまでの人生は失敗の連続。うまくいくことがなかったし、これからもいいことがないような気がする

他人の評価が気になる

自分は否定されているのではないかと他人の評価が気になるし、どうせなにをやっても悪く言われるだろうと思う

怒りをとめられない

心の余裕がなく、怒りなどのネガティブな感情を子どもにぶつけてしまう。その状態の自分自身にも怒り、さらに怒りが増幅してとめられない

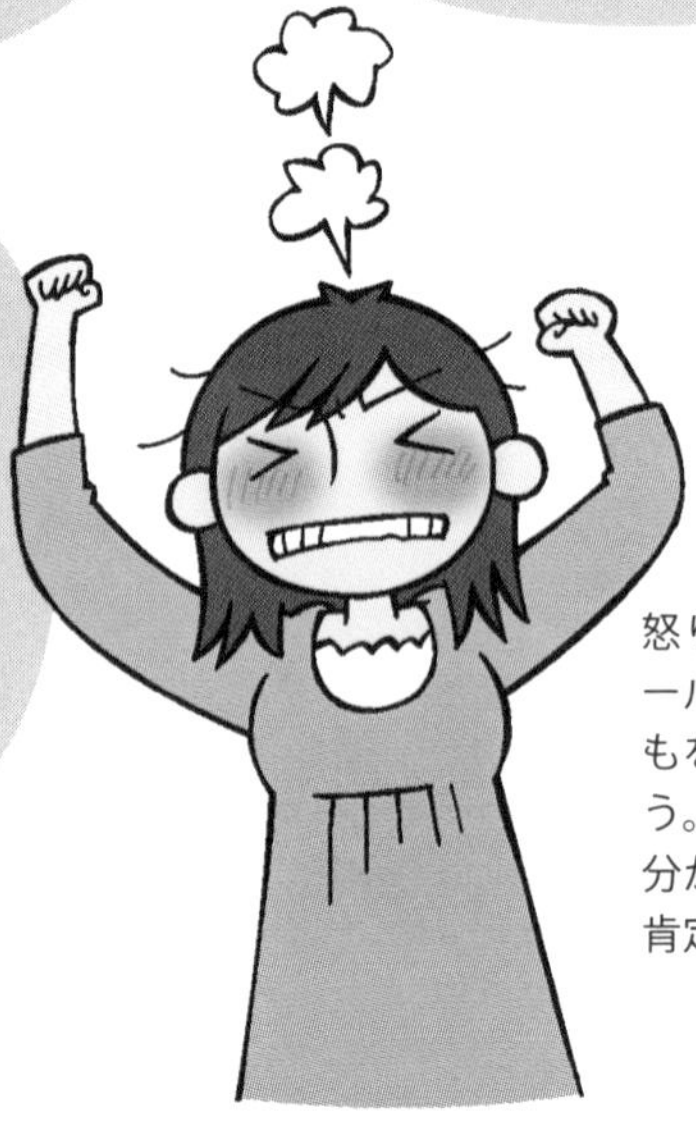

怒りの感情がコントロールできなくて、子どもを怒りつづけてしまう。あとで、そんな自分がいやになり、自己肯定感が下がる

抑えた本心が子どもに向く

子どもに勉強を強要してしまうのは、親自身が自分を肯定的にとらえられないからです。自己肯定感の低さを子どもで満たそうとするのでしょう。「自分はダメだけれど」というのが本心で、だからこそ子どもは立派に育ってほしい、自慢できる子になってほしい、と思うのです。

一方、高学歴で高収入の親も、教育虐待になることがあります。親は周囲の重圧から、子どもに勉強を強要します。祖父母から「うちは代々○○大卒」といった学歴の重圧がかかることもあります。子どもには「あなたも○○大卒に」という空気を読ませます。

どちらの場合も、子どもが期待に応えられないと、親は激高しがちです。どなられたり、ひどいことを言われたりして、心に傷を負う子もいます。縛られた、たたかれたというケースもあります。

背後にある本音

子どもに多くの期待をするのは、将来を考えての愛情です。しかし、その背後に親自身が意識していない本音があるようです。子どもが親のメッセージを否定的に受け取ってしまうのは、その本音を感じるからかもしれません。否定されつづけた子どもは自己肯定感を下げてしまいます。

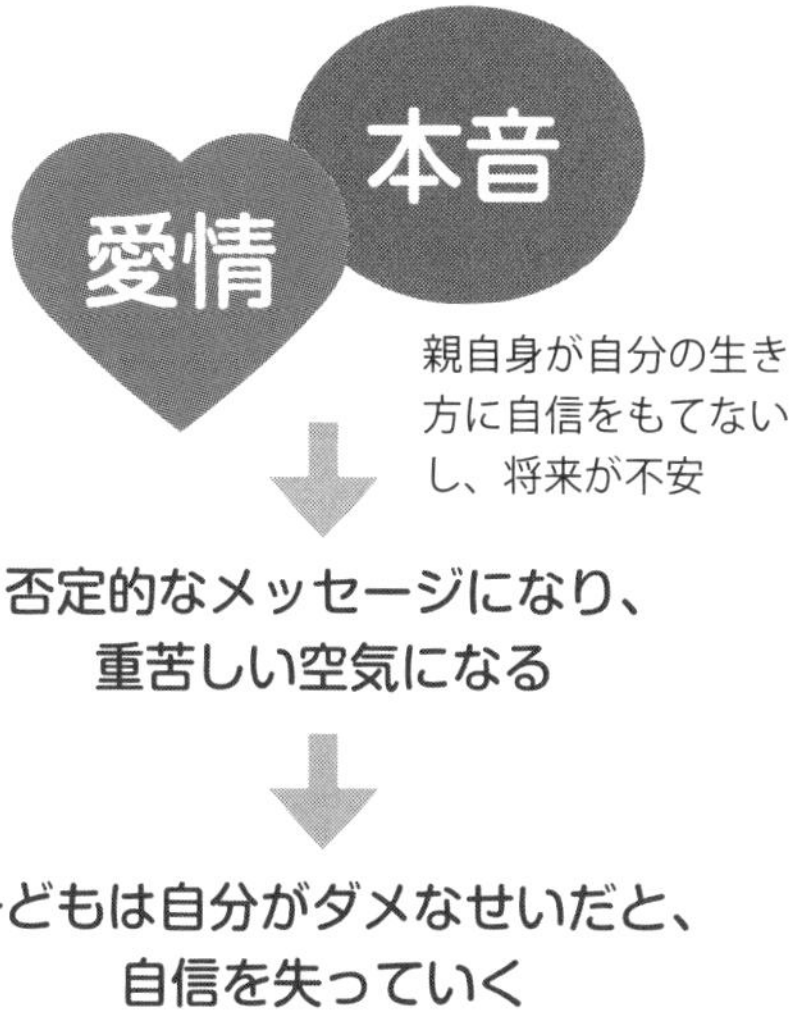
本音
愛情
親自身が自分の生き方に自信をもてないし、将来が不安
否定的なメッセージになり、重苦しい空気になる
子どもは自分がダメなせいだと、自信を失っていく

ケース

「ママがこわい」と言えないEさん

両親に伴われて受診してきたEさん。鉛筆の削り方などにこだわりが強く、発達障害ではないかといいます。しかし、問診すると別の原因がありそうでした。Eさんに、こわいことがあるかと尋ねたら、「怒る人」と答えたのです。誰が怒るのかを聞くと「わかんない」。するとその場で父親が母親に文句を言いはじめたのです。

どうやら母親は父親に文句を言われるのがいやで、Eさんに厳しく接していたのでした。こうした母親のもとで、Eさんは空気を読みすぎていたのです。

父親は日ごろEさんにはなにも言わず、母親にだけ文句を言っていた

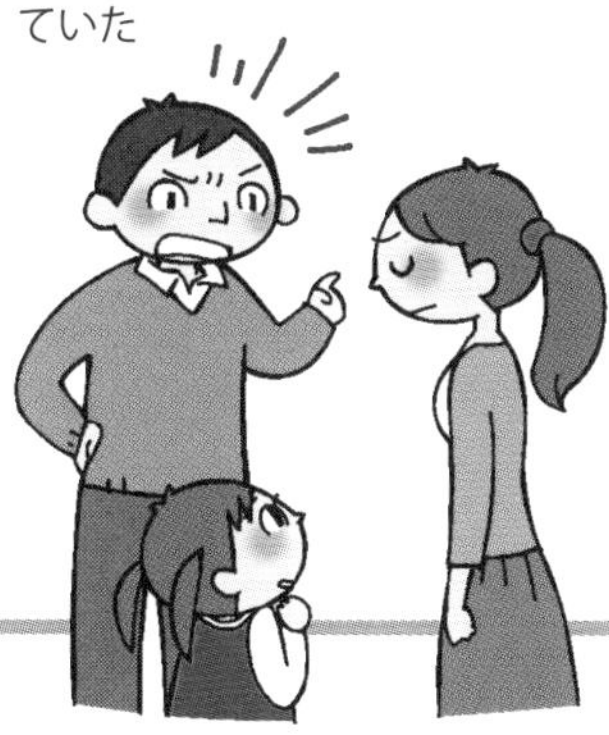

心の居場所

子どもたちは愛されたいし、認められたい

なぜ子どもたちは学校でも家でも空気を読みすぎてしまうのでしょうか。同調圧力があっても期待が重すぎても、認められたいし愛されたいからです。その結果、安心できる心の居場所がなくなっています。

日本の子どもは孤独!?

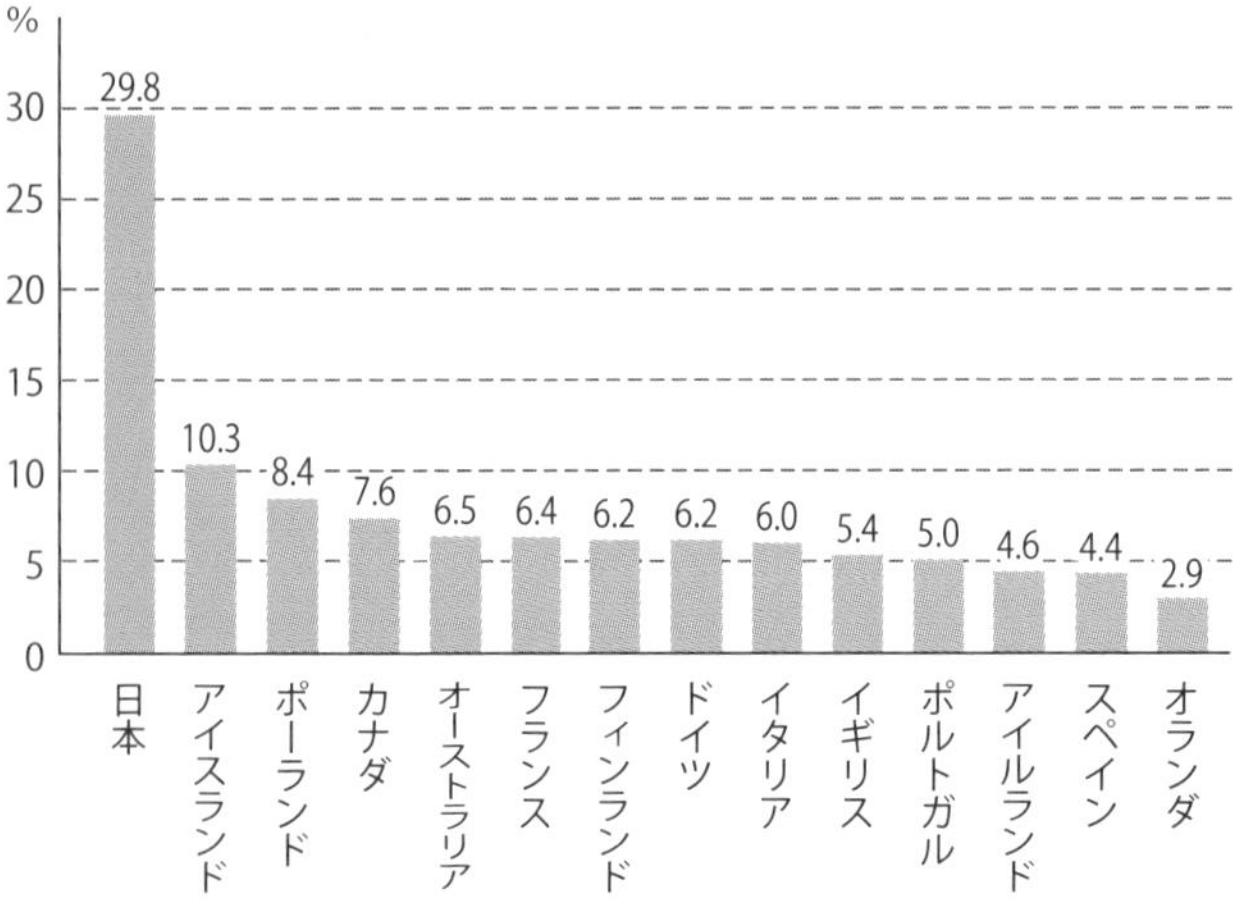
%
0
5
10
15
20
25
30
29.8
10.3
8.4
7.6
6.5
6.4
6.2
6.2
6.0
5.4
5.0
4.6
4.4
2.9
日本
アイスランド
ポーランド
カナダ
オーストラリア
フランス
フィンランド
ドイツ
イタリア
イギリス
ポルトガル
アイルランド
スペイン
オランダ

「学校で孤独を感じる」と答えた15歳児の割合。少し古い調査だが、この傾向は変わっていない。日本はダントツに高い

ユニセフ2007年発表

言葉に隠された気持ち

子どもたちは自分自身をありのままで認めてほしい、愛してほしいと感じています。こんな言葉や態度には、その気持ちが隠れています。

おもちゃやゲーム機など、モノはいっぱいあるけれど、家での楽しい思い出がない

パパは厳しいし、ママはこわい

私がする話って、みんなにはおもしろくないのかな

いつも「あとで」と言われるけれど、あとでも話を聞いてくれない

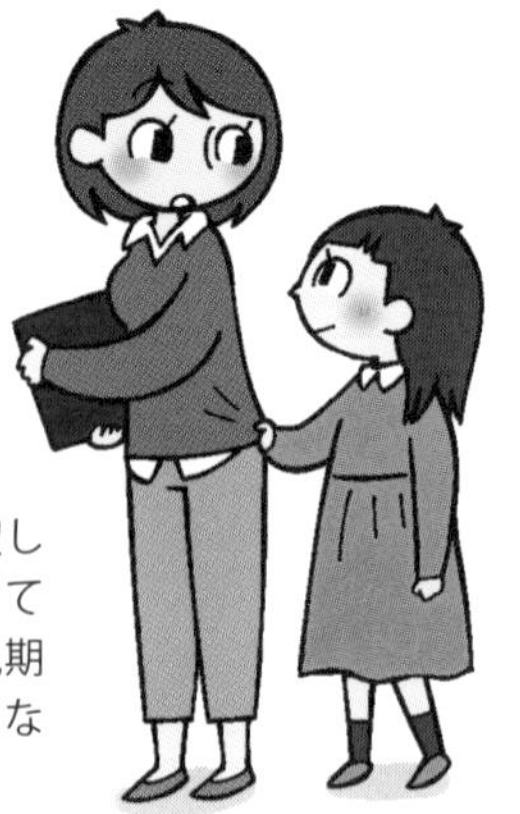

小学校中学年でも、寂しさから大人にすりよっていく子がいる。乳幼児期のスキンシップが足りなかったのかもしれない

心の居場所がない

学校でストレスに耐えている子どもたち。しかし、親に余裕がないため、家でも話を聞いてもらうことができません。

家庭の空気が冷たい
両親がしょっちゅう口ゲンカをしている、会話がないなど

学校は楽しくない
友だちと話が合わない、がまんすることが多いなど

押しつけが苦しい
自分ではそんなに勉強ができると思えないのに、「もっとがんばれ」「やればできる」と親や先生から勉強を押しつけられる

心の居場所がない
心の居場所とは、心を安心して解放できる場所。子どもたちは学校にも家庭にも心の居場所がなくなっている

いつもひとりで留守番
学校や塾から帰っても家には誰もいないので帰る気がなくなる。夜の食事もひとりという孤食の子どもも少なくない

大人も忙しい
人手不足、不景気、企業の業績不振などから、大人も仕事で超多忙です。定時に帰りたくても帰れず、深夜に帰宅。親も孤食になっています。

子どもも大人も心の居場所がない

親や友だちから認められると、「自分はこれでいい」と感じられて、心が安定します。

しかし、子どもたちは学校で感じるストレスが大きく、親はその悩みを聞いてくれないと感じています。「自分はここにいていい」と安心できる場所、つまり心の居場所がどこにもないのです。

ただ、社会全体が忙しくなっている現代、心の居場所がないのは、大人も同じかもしれません。

情報過多

情報が多くてなにを選べばいいかわからない

情報社会の現代、子どもたちは、多くの情報にとりまかれています。文字、画像、音声……本やおもちゃなどのモノも情報です。情報を取捨選択する力が未成熟な子どもたちは、混乱し、疲れてしまいます。

情報が多すぎる

今の大人が子どもだったころに比べ、情報量は膨大です。自分には必要ない情報も、次々に与えられてしまいます。子どもたちは、とても選びきれません。情報にとりまかれているだけで疲弊します。

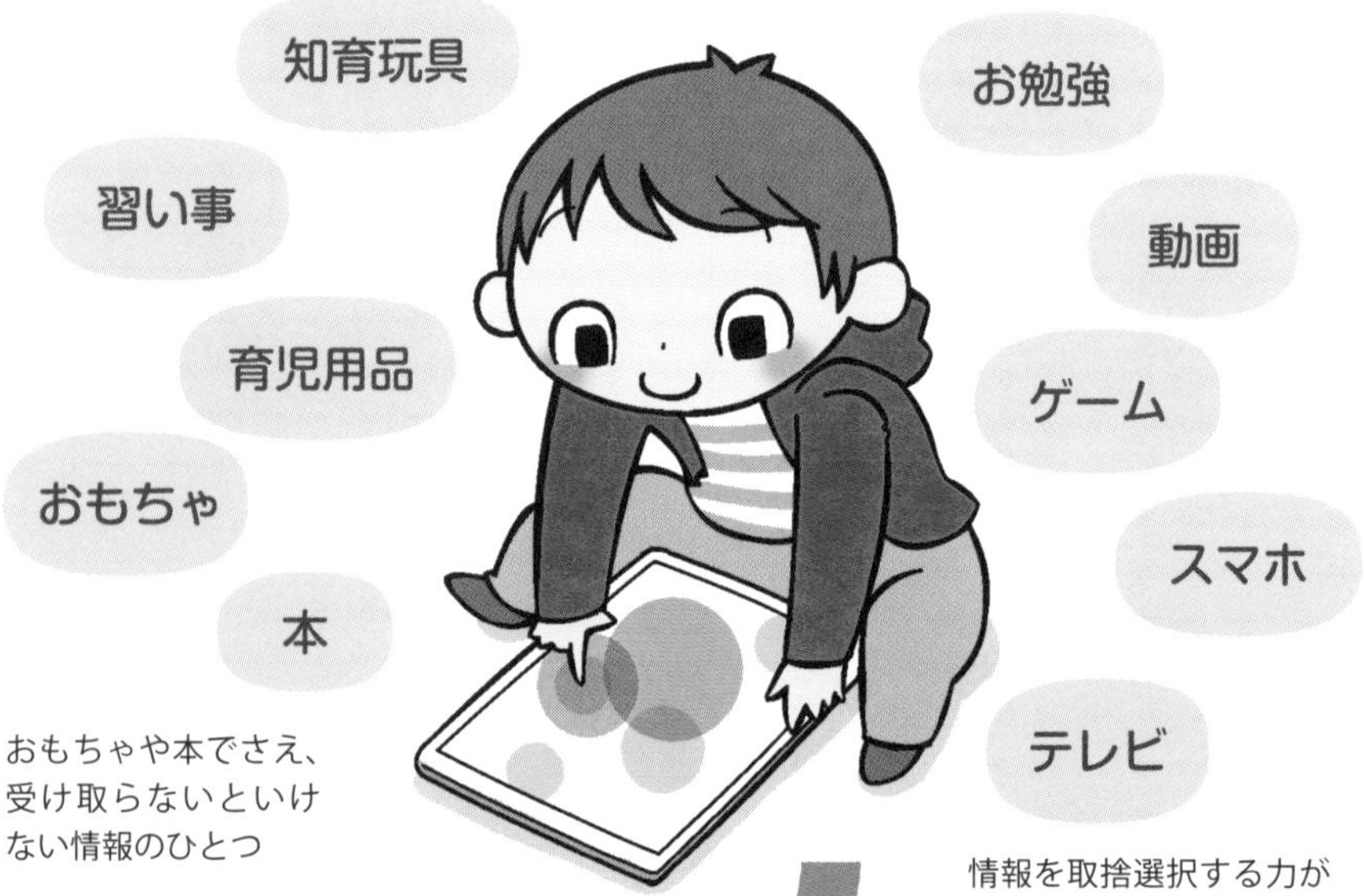

おもちゃや本でさえ、受け取らないといけない情報のひとつ

情報を取捨選択する力が発達していないうちから、情報機器を与えられる子どももいる

処理しきれない

与えられる情報が理解できないと処理できないし、多すぎれば処理がおいつかない。その状態はストレスになり、イライラしたり、ぼーっとしたり、突然キレることもある

疲れてます

小学校低学年でも疲労感を訴える子がいる

決められない大人に

情報を得ることは早いけれども、精神的な発達は遅く、アンバランスになっているようです。そのまま成長しても、自ら選び決定する力がない大人になりそうです。

大人が与える
子どもによかれと思って多くの情報を与えている。有害な情報を、よく考えずに与えてしまい、子どもを守れなくなっている側面もある

↓

本人は選べない
取捨選択する力がないうちから与えている。子ども自身は選べない

↓

空気を読んで、流される
自分では選べないので、周囲を見たり、親の言うとおりにしたり。空気を読まざるをえない

↓

選ぶ力がつかない
大人になっても選ぶ力や決定する力が育っていない

情報は多いほどいいと誤解していないか

多くの情報を与えるほうが、選択肢が増えるので、子どもたちのためになると考えていませんか。

それは誤解です。そもそも情報が多すぎます。有害な情報も含まれています。しかも、子どもたちは、情報を受け取るのが先で経験があと。その情報の活用のしかたはわからないし、言葉の意味さえわかっていないこともあります。

アドバイス

望ましい情報教育とは

・恐怖や不安から守り、安心や愛情の情報を与えること
・実体験を通じて、「見る」「聞く」「触る」「かぐ」「味わう」の五感を育てること
・自分で興味をもって情報を収集できるようになること
・インプットされた情報をもとに、感情表現や身体表現ができるようになること

電子メディアの使用は一〇歳から

幼児にスマホやタブレットを与えるのは早すぎないでしょうか。

発達から考えると、やるべきことの優先順位がつけられ、他者との事情を考慮できる社会性がある程度は育っていて、よいこと・悪いことの区別がつくようになる年齢、一〇歳までは電子メディアを与えないほうがいいでしょう（学習で使う場合は別です）。

コラム

あふれる情報が刺激になり前頭葉の発達を阻害する

子どもの脳は発達途上にある

就学前からパワハラ、不倫といった言葉を知っている子がいます。幼児に必要な情報でしょうか。また、大人が楽しむ動画やゲームは子どもには情報量が多すぎます。

情報は脳への刺激になります。子どもの脳は発達途上で、刺激が多すぎたり強すぎたりすると、脳の機能に影響を及ぼします。

おでこの奥あたりにある前頭葉は、情報をもとにさまざまな判断をする部位です。特に前頭葉の前頭前野という部位は、思考、創造、社会性などを司《つかさど》り、いわば人間を人間たらしめる働きをもちます。もっとも発達が遅い部位なので、刺激の影響が懸念されます。

情報は、見守られていて安心できる環境で、五感全部を使って、有益で快適な、処理できる量を得ることが望ましいでしょう。

不快な刺激

不要な情報だけでなく、不快な情報も、脳の機能に影響します。

- 怒りの表情や声
- 両親のケンカ
- ＤＶを目撃
- 守られていない不安

などが脳にインプットされる

↓

脳の発育を阻害する

↓

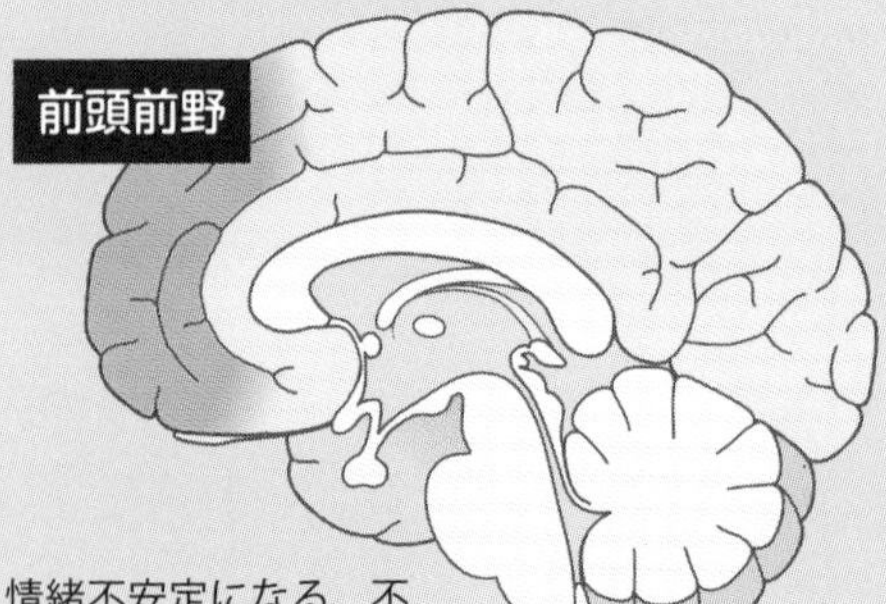

情緒不安定になる、不安や恐怖が強くなるなどの影響が現れる

3 つらい気持ちのSOSサインを見逃すな

同調圧力が強すぎて、期待が重すぎて、
子どもがつぶれそうになっていないでしょうか。
つらくても、空気を読んでしまうので、
自分からは言えません。
声にならない訴えを見つけてあげてください。

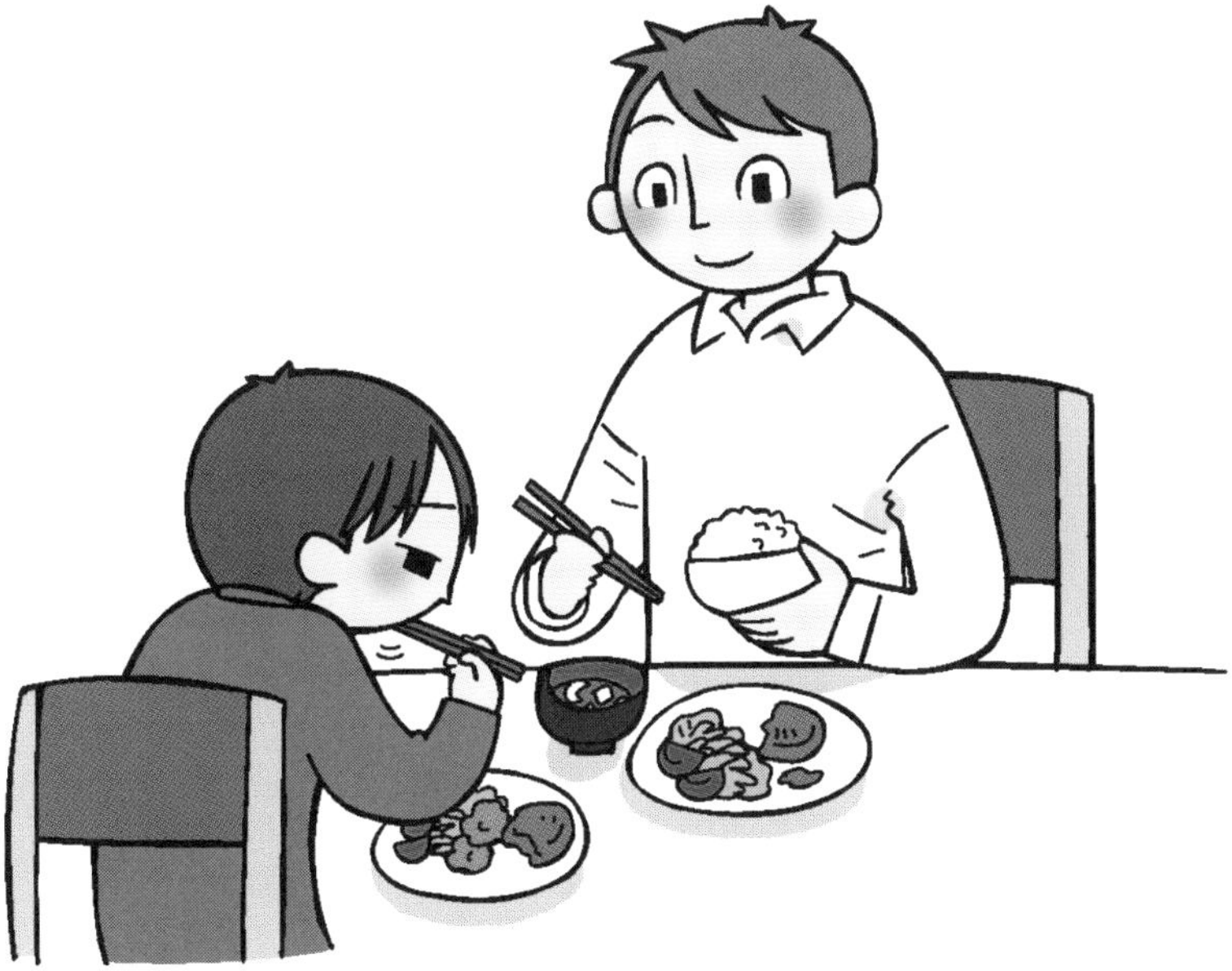

固定観念

従順で気が利く「良い子」ほど危ない

親なら、わが子が「良い子」になってほしいと期待するのは当然でしょう。ただ、そのイメージは画一化されたもので、いわば「大人にとって都合の『良い子』」になっていないでしょうか。

良い子とは？

大人のイメージで敷いたレールの上を、おとなしく歩いているのが「良い子」だととらえていないでしょうか。

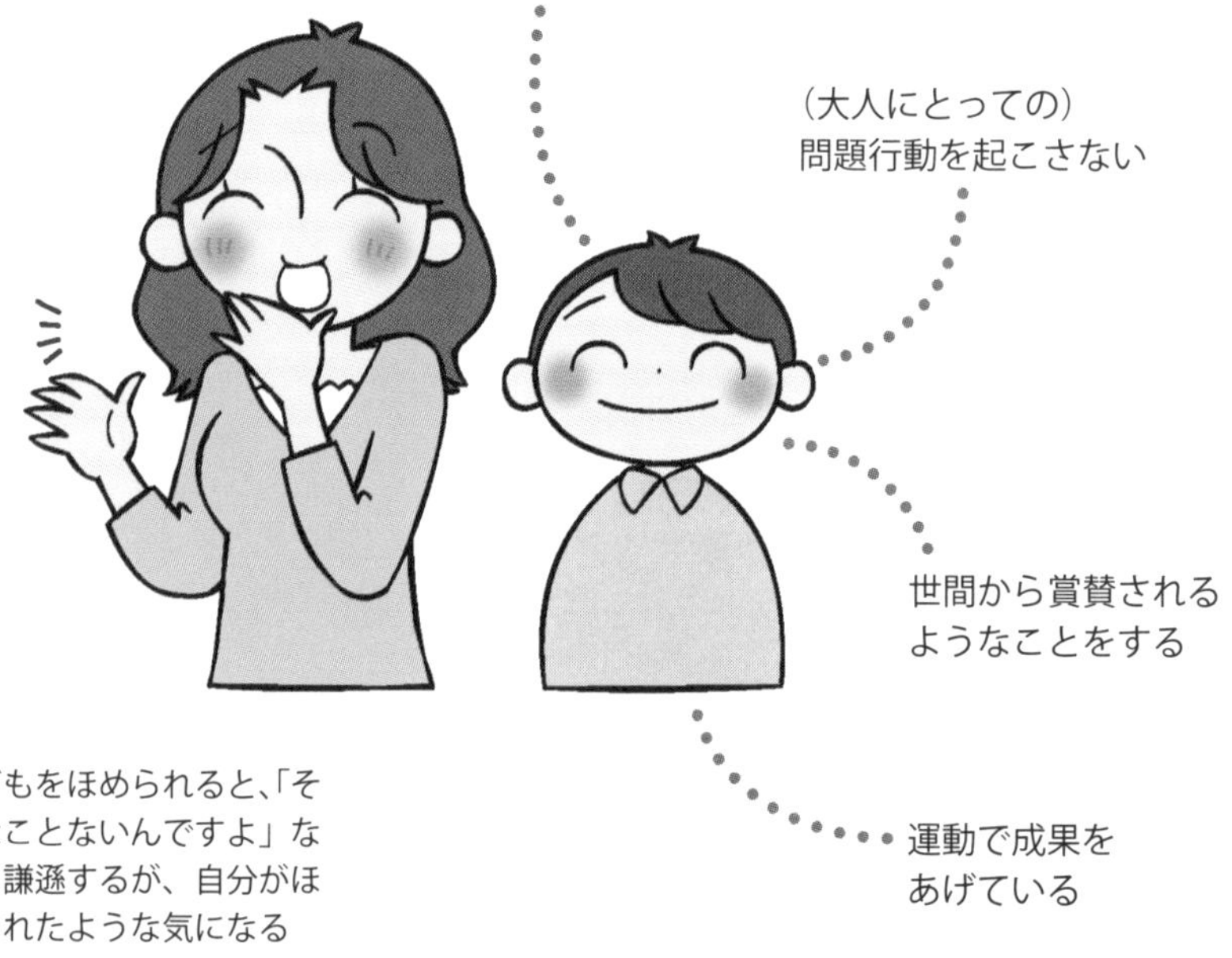

成績がよい
（大人にとっての）
問題行動を起こさない
世間から賞賛される
ようなことをする
運動で成果を
あげている
子どもをほめられると、「そんなことないんですよ」などと謙遜するが、自分がほめられたような気になる

アドバイス

子どもが納得していると思っても

大人が無理強いしていないか、子どもに聞いても、本当のところはわかりません。

おとなしい「良い子」ほど、空気を読んで、大人の期待する返事をするでしょう。あるいは、自分で考えようと思っても、日ごろの言動に条件がいっぱいつけられていて、自由な発想ができなくなっています。

やがて、「本当は違う」「どうせわかってくれない」といった不満が心に蓄積されていき、心の病などとして現れます。

反抗しないし、いやとも言わないので、表情や様子を見ることが大事です。

大人にとって都合の「良い子」

子どもが「良い子」かどうか判断するのは大人です。その際、良い子のイメージがあって、それにあてはまるかどうかが判断基準になりがちです。例えば、おとなしく、優秀で、よく勉強し、親の言うことをよく聞き……。

このイメージは、大人にとって扱いやすい「良い子」です。子ども自身は、空気を読んで、無理をしていないでしょうか。怒られたくなくて、言われるとおりに行動しているのかもしれません。本当はつらくて、つぶれそうになっていることもあります。

すでに限界までがんばっている子どもに、「もっとがんばれ」と言っていないか、自分自身を振り返ってみましょう。

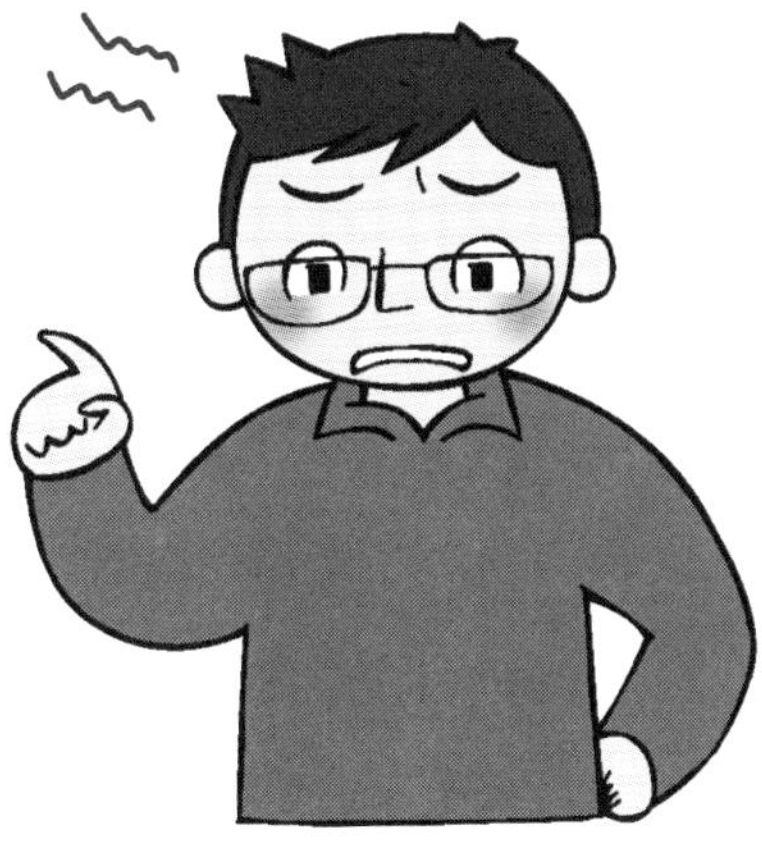

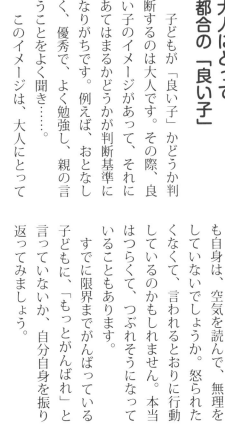

なんでできないんだ、何度言えばわかるのか、と怒っても、その能力が発達していないと無理

発達を考えて

「しつけ」と称して、子どもに無理をさせていることもあります。例えば、「何度も同じ注意をしているのに」と怒っても、発達を考えると、無理な目標だったのかもしれません。注意されたことをくり返さないためには、過去・現在・未来の概念がつかめ、行動に移せる能力が必要です。

過去をふりかえる

例：昨日、帰宅して脱いだコートをすぐに片づけなくて怒られた

↓

現在の状況を比較する

例：同様に、今日も帰宅してコートを脱いだところだ

↓

未来に備える

例：コートを片づけないと怒られるから、すぐにハンガーにかけて片づけよう

概念がつくのは４歳頃（個人差がある）。行動に移せる能力がつくまで、さらに成熟が必要

本人の様子①

子どもらしい自由な快活さが見られるか

子どもは本来、泣いたり、怒ったり、笑ったり……感情をあらわにします。とびおりたり、走ったり、転がったりなど活発です。そういった天真爛漫さが「子どもらしい」ということです。

自由や快活さが奪われている

　危険だ、人にめいわくをかけそうだ、とルールを設けすぎていないでしょうか。大人は周りの人からクレームをつけられることに敏感になっているのかもしれませんが、子どもたちは、自由な遊びが抑制され、快活さが奪われています。

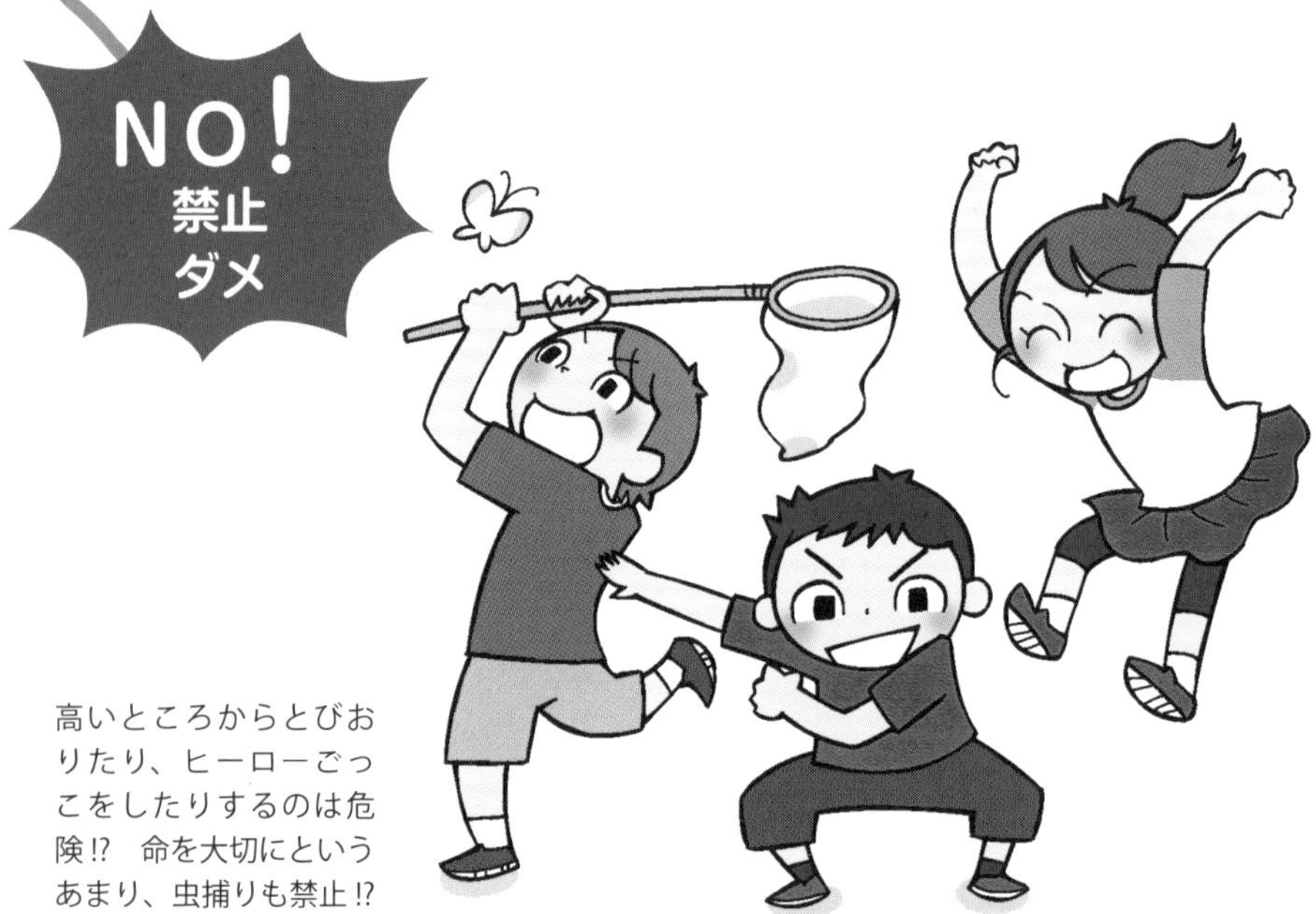

高いところからとびおりたり、ヒーローごっこをしたりするのは危険!?　命を大切にというあまり、虫捕りも禁止!?

笑顔がなくなり萎縮していないか

　空気を読みすぎていると、自分を表現することがなくなります。大人の言うことを素直に聞き、意識や価値観も受け入れています。「良い子」こそ注意が必要です。ときにはわがままを言ったり、言うことを聞かなかったりしているなら、むしろ安心です。しかし、笑顔がなくなり、大人の顔色をうかがっているようなら要注意です。空気を読みすぎて、萎縮している可能性があります。

　大人から見てへんな遊びをしたり、理屈に合わないことを言ったりしていても、頭から否定しないようにしましょう。見守る度量をもちたいものです。

**夢が
もてなくなる**

自分の興味や好きなことを否定されつづけるので、自信をなくし、将来の夢がもてない

**やりたいことが
できない**

子どもたちは、自由に遊ぼうとしても、怒られないか、決まりがないかなどと、空気を読む。「なんにもできない」と、がまんすることばかりで、子どもが子どもでいられない

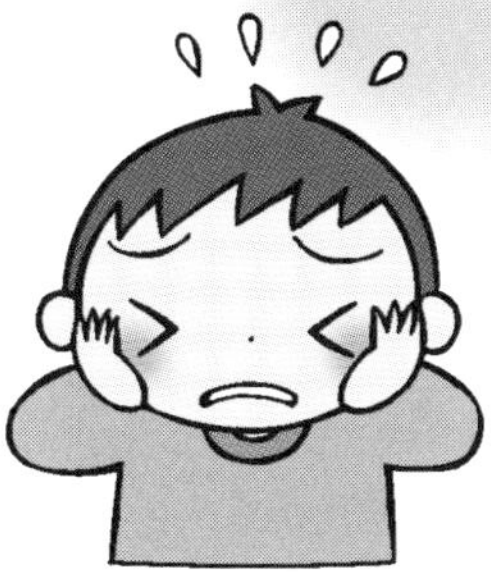

自由で快活な子ほど、なにをしても怒られる

**遊びが
変化している**

ダイナミックな遊びや人と交流する遊びが減少。静かにひとりで室内での遊びが増加

よくする遊び

年齢が上がるほどゲームが増え、自宅でひとりで遊ぶ子が多いことが、遊びに関する調査で明らかになりました。

小学1～2年生

1位　おもちゃで遊ぶ（ごっこ遊び・ままごと含む）
2位　遊具遊びや鬼ごっこ・かくれんぼ
3位　お買い物
4位　ゲーム（家庭用）
5位　球技（サッカー、バスケットボール、ドッジボールなど）

小学3～4年生

1位　遊具遊びや鬼ごっこ・かくれんぼ
2位　ゲーム（家庭用）
3位　ゲーム（携帯用）
4位　おもちゃで遊ぶ（ごっこ遊び・ままごと含む）
5位　球技（サッカー、バスケットボール、ドッジボールなど）

ふだんなにをして遊んでいるか聞いた調査。1～2年生では4位だったゲームが、3～4年生では2位と3位に。ここには挙げていないが、5～6年生では1位と2位

遊び場所

小中学生への調査で、「自宅」が92.1％で第1位。親の世代ではベスト5に「空き地」があったが、今回の調査で「空き地」はなく、「ショッピングモール」がランクインしていた

遊ぶ相手

小中学生への調査で、「ひとり」が74.3％で第1位。2位が学校の同学年の友だち、3位が親、という結果だった

2018年バンダイこどもアンケート　900人調査

子どもの自己肯定感は保たれているか

空気を読みすぎてつらくなっていないか、子どもの様子をみる着眼点は、子どもらしい自由な快活さのほかにもあります。自己肯定感が保たれているかという点です。

空気の読みすぎでつらそうではないか

空気を読みすぎると自己肯定感が低くなってしまいます。しかし、子ども本人に「空気、読みすぎてない？」と聞いても、答えられないでしょう。あるいは質問者の期待を感じて、「だいじょうぶ」などと、空気を読んだ答え方をするかもしれません。

自己肯定感を推し量るには、子どもの言動をみてみます。上記のような様子があったら、学校や家庭で空気を読ませすぎていないか、考えてみましょう。

また、子どもの自己肯定感は大人の自己肯定感の影響を大きく受けます。左記のチェックテストは大人用です。

自己肯定感が低いと

笑顔や子どもらしい言動がなくなります。自信がなさそうな言動が増えてきます。

- 過去の失敗をしょっちゅう思い出している
- 「〇〇さんはいいな」と、人をうらやむ
- 「どうせできない」とよく言う
- 大人の言うことにまったく抵抗しない
- 新しいことにチャレンジしない
- 大げさに自分をアピールする

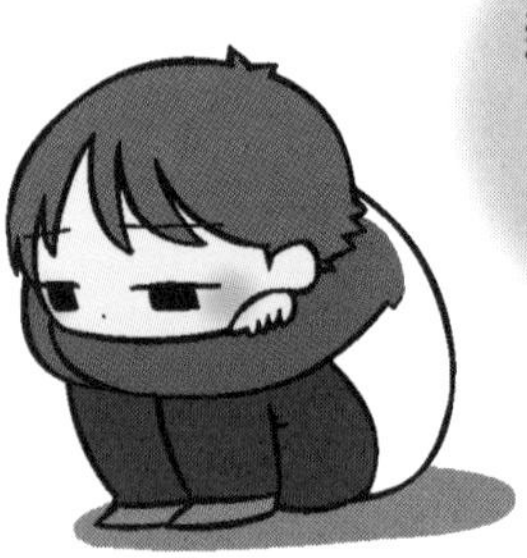

表情が暗い。つまらなそうにも見える

チェックテスト

ローゼンバーグの自尊感情尺度

1965年に作成された、自尊感情をみる尺度です。世界中で使用され、日本では1982年に翻訳されました。古いものですが、内容は今でも十分通用し、現在でも使用されています。自己肯定感を自分でチェックすることができます。

		あてはまる	ややあてはまる	どちらともいえない	ややあてはまらない	あてはまらない
1	少なくとも人並みには、価値のある人間だ	5	4	3	2	1
2	いろいろな良い素質をもっている	5	4	3	2	1
3	敗北者だと思うことがよくある	5	4	3	2	1
4	ものごとを、人並みには、うまくやれる	5	4	3	2	1
5	自分には、自慢できるところが、あまりない	5	4	3	2	1
6	自分に対して肯定的である	5	4	3	2	1
7	だいたいにおいて、自分に満足している	5	4	3	2	1
8	もっと自分自身を尊敬できるようになりたい	5	4	3	2	1
9	自分はまったくダメな人間だと思うことがある	5	4	3	2	1
10	何かにつけて、自分は役に立たない人間だと思う	5	4	3	2	1

やり方

上記のそれぞれについて、自分にどのくらいあてはまるかを５段階で答えます。他者からどう見られているかではなく、自分自身をどう思っているかを答えてください。

点数の計算のしかた

あてはまる→５点、ややあてはまる→４点、どちらともいえない→３点、ややあてはまらない→２点、あてはまらない→１点として、合計する。ただし、３、５、８、９、１０の質問は、点数づけを逆転させる（５点→１点、４点→２点、３点→３点、２点→４点、１点→５点）。点数が高いほど自尊感情は高い

松井豊ほか翻訳、Rosenberg, M. "Society and the Adolescent Self-image" Princeton University Press,1965

QOL

自己肯定感は「生活の質」を構成する要素

自己肯定感をみるうえで、ＱＯＬの視点が参考になります。ＱＯＬとはクオリティ・オブ・ライフの略で、「生活の質」という意味です。ＱＯＬが高いほど、生活に満足していることになります。

QOL とは

WHO（世界保健機関）が提唱している概念です。子どものQOL尺度を開発した研究者は６つの視点で考えています。

生活の質

身体的健康
痛みや疲れがないか、元気だと思うかなど

精神的健康
楽しいか、孤独や不安、恐怖を感じるかなど

自尊感情（自己肯定感）
自信があるか、いいことを思いつくかなど

家族
親とケンカをしないか、家は楽しいかなど

友だち
うまくつきあえるか、いっしょに活動するかなど

学校生活
学校はおもしろいか、将来や成績は心配かなど

子どもが幸せか六つの視点でみる

ＱＯＬは医療や福祉で使われる概念です。生活に満足しているかどうかは、多くの要素がかかわります。体の健康、心の健康、そして自己肯定感も重要です。

子どものＱＯＬを、六つの視点からみる研究があります（上記）。子どもがイキイキと元気に過ごしているかを考えるときには、この視点で子どもの様子を見るとよいでしょう。

子どもの場合、生活の場は学校と家庭が中心です。そこに友だちとの関係を考えあわせれば、生活に満足しているかどうかが、見えてきます。生活に満足している子は幸せだといえるでしょう。

子どもの QOL 尺度

WHO は高齢者向けに QOL 尺度をつくりました。それをそのまま子どもにあてはめることはできないので、ドイツの研究者が子ども用の尺度を開発しました。インターネットでみることができます。

注意！

子どもにおこなう場合、親や先生がやらせると子どもが忖度するので、利害関係のない第三者がおこなう

KINDL.org で検索して english を選択

↓

Language versions から Japanese を選択

↓

7 ～ 13 歳用
6 つの視点で、それぞれ 4 項目の質問がある

7 ～ 17 歳の親用
すべての質問の最初に「私の子どもは」をつけてある

4 ～ 6 歳用
インタビュー形式

14 ～ 17 歳用もある。質問は 7 ～ 13 歳用と同じ。結果を数値化する場合は医師などの専門家がおこなう

小学生の QOL 尺度の平均値

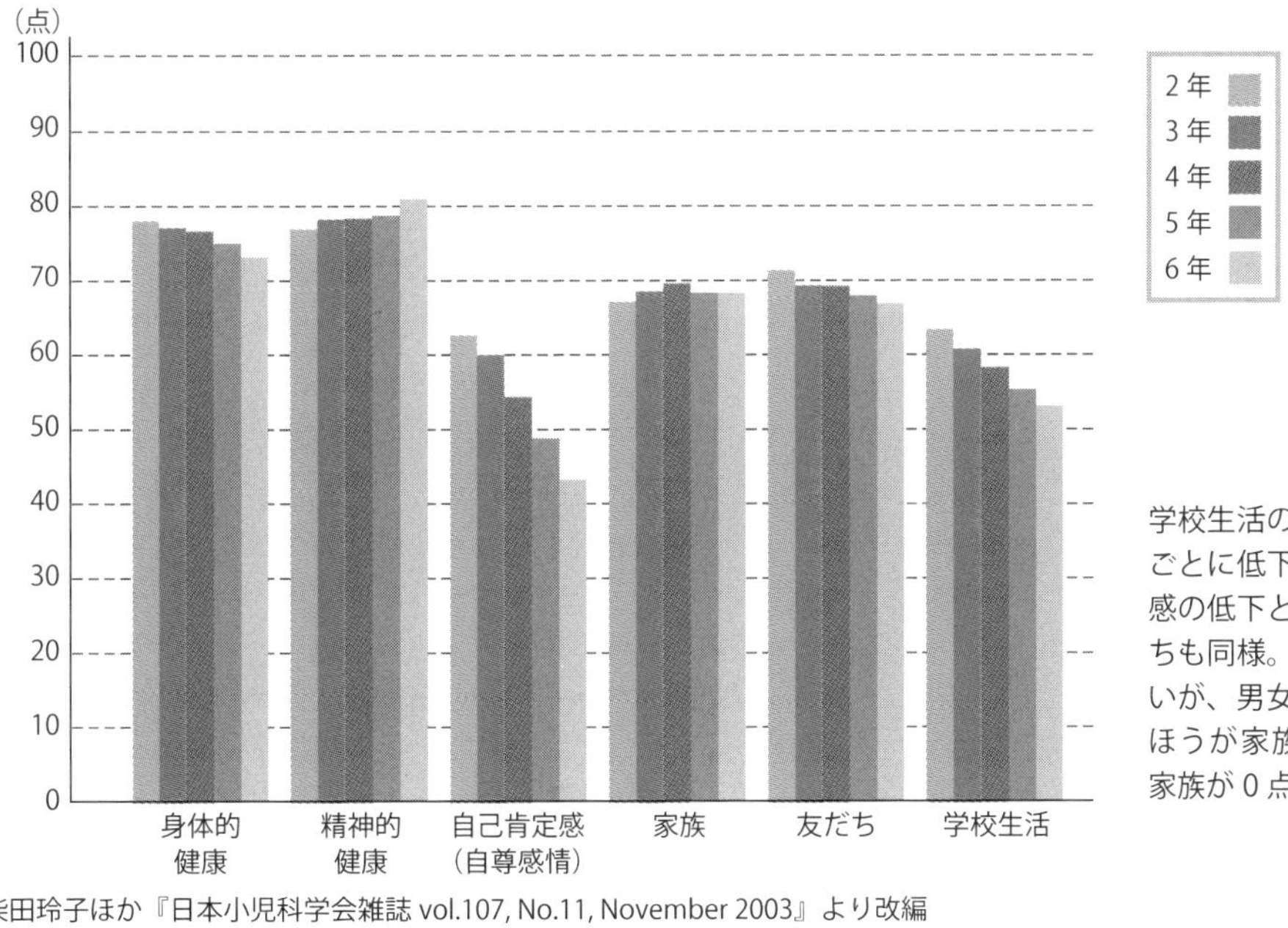

（点）
100
90
80
70
60
50
40
30
20
10
0
2 年
3 年
4 年
5 年
6 年
身体的健康
精神的健康
自己肯定感（自尊感情）
家族
友だち
学校生活

学校生活の得点は学年が上がるごとに低下していて、自己肯定感の低下と連動している。友だちも同様。ここには挙げていないが、男女別にみると、男子のほうが家族の点数が低かった。家族が 0 点の子もいた

柴田玲子ほか『日本小児科学会雑誌 vol.107, No.11, November 2003』より改編
自己肯定感は、自尊感情として調査した

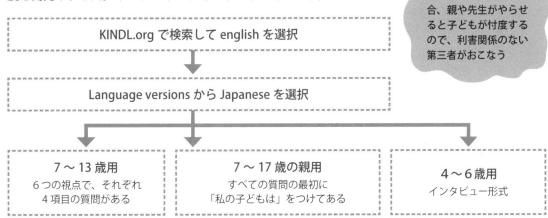

サイン①

子どものストレスは大人が見つける

空気を読みすぎて、ストレスがたまっていないでしょうか。子どもは自分で「ストレスがたまった」などとは訴えられません。ふだんの様子に現れていないか、大人が注意しましょう。

「ストレスがある」と自分から訴えない

子どもは大人が思っている以上にストレスを感じています。

空気を読みすぎるような子は敏感で、ストレスに弱いです。なにかあっても、大人を心配させまいとして、自分からは口にしません。外から見るとまったく問題ない子でも、つらい気持ちをがまんしていることがあります。

子どもの様子をよく見て、ストレスに気づきましょう。

いっしょに食事を

子どもも塾通いで忙しいでしょうが、いっしょに食事をしましょう。たとえ会話をしなくても、子どもの表情や食欲を見ていれば、ストレスサインに気づくことができます。

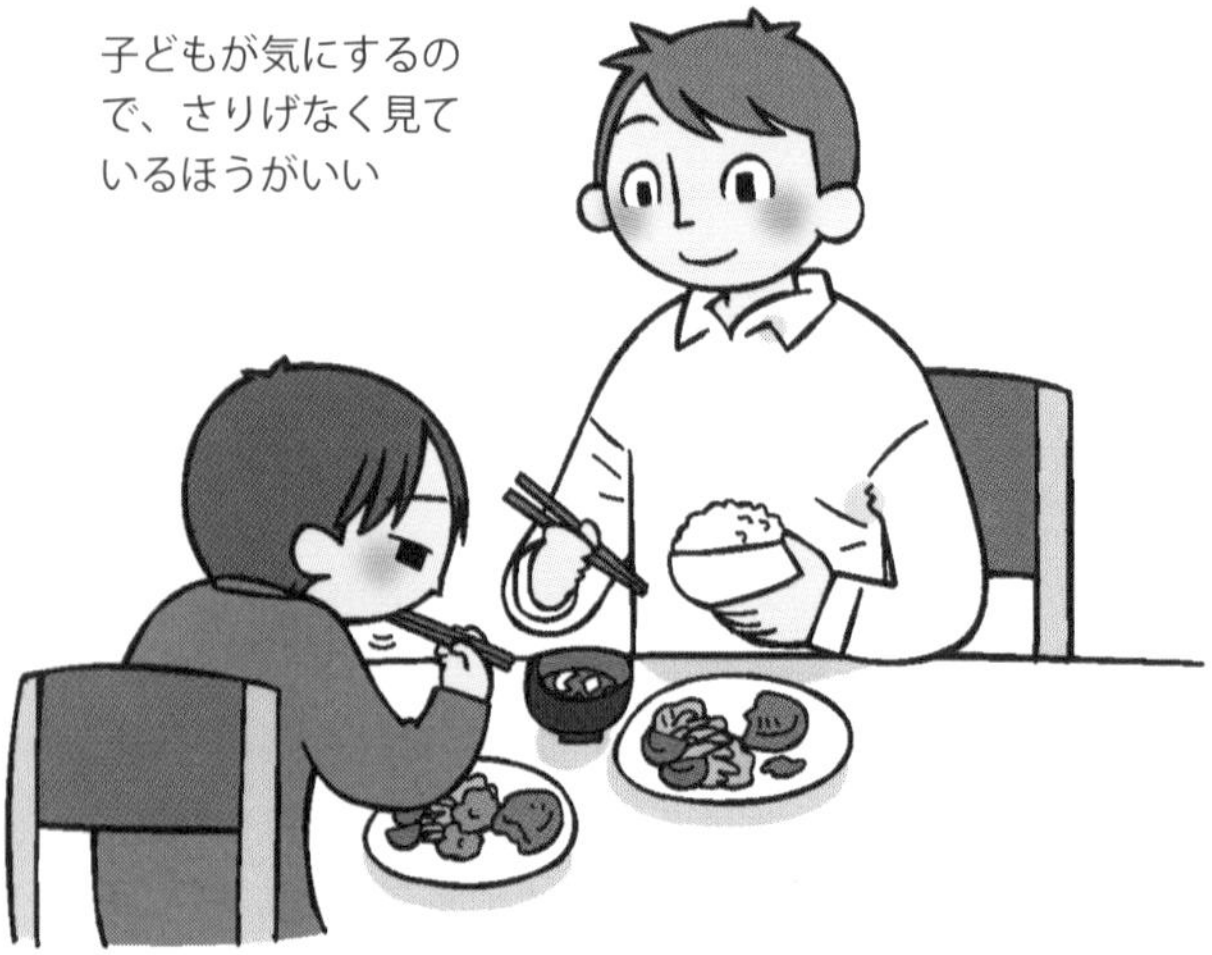

子どもが気にするので、さりげなく見ているほうがいい

アドバイス

大人もストレスがたまっていないか

子どものストレスサインを見つけようといっても、大人がストレスを抱えていては、子どもに目が向かないでしょう。

ストレスを減らすほうがいいのは、子どもも大人も同様です。ストレス解消を心掛けましょう。まず、忙しすぎないか、見直しを。

ただし、成績が下がった、言うことを聞かないなど、「子どもがストレスの元になっている」と思うこともあるでしょう。そのような場合、子どもへの見方を変えることが必要です。子どもがストレスの元という見方が、子どもへのストレスになっています。画一的な「良い子」を求めるのはやめましょう。

チェックポイント

心身に現れるストレスサイン

ストレスは本人が自覚していなくても、心身に現れます。いちばんのバロメーターは睡眠と食欲です。下記のような様子があったら、専門家（医師など）に相談してもいいでしょう（P 63も参考にしてください）。

体

- 明らかな原因がないのに、頭痛や腹痛などの痛みを訴える
- 明らかな原因がないのに、だるさ、疲労感を訴える
- 食欲がない
- よく眠れないようだ
- じんましん、ぜんそくなどアレルギー症状の悪化

言葉

- 「疲れた」「だるい」
- 「イライラする」「ムカつく」
- 「眠い」
- 「おなかが痛い」
- 「べつに」「どっちでも」
- 「どうせ……」

幼い子どもは、「ポンポン痛い」と言っても、腹痛ではなく体調不良のこともある

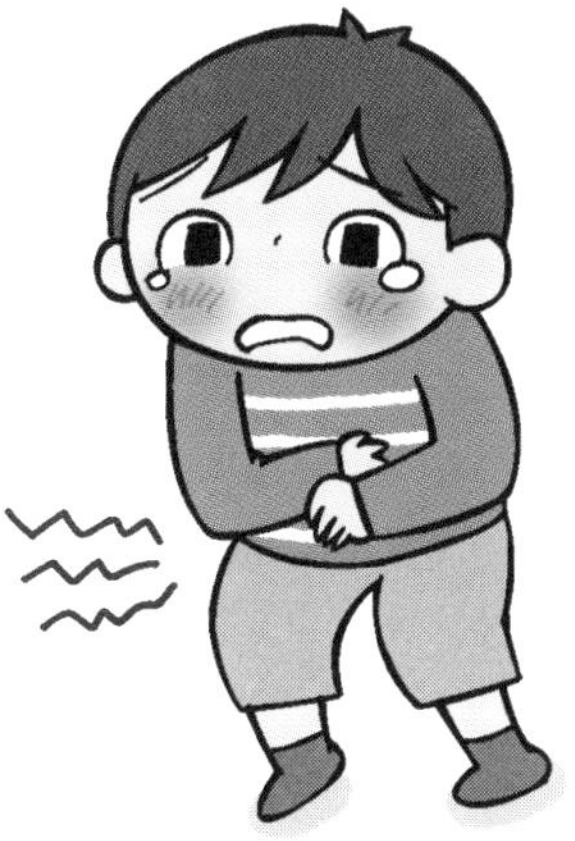

ストレスに弱い子どもの特徴

- まじめで神経質な傾向があり、融通が利かない面がある
- ストレスを言葉で表現することが苦手
- つらいことはがまんするものと思い込んでいる
- 周囲の大人の精神的健康度の影響を受けやすい（母親が不安だと自分も不安になるなど）
- 衝動性、多動、不注意などがある（ＡＤＨＤに見られることもある）
- 暗示にかかりやすい

サイン②

不安や恐怖は言葉より表情に現れる

自己肯定感が下がり、自信がもてないと、これでいいのか、だいじょうぶかと、常に不安になります。その不安が高じて心の病につながることも。子どもの表情をよく見て、サインに気づきましょう。

「自分はここにいていいのか」という不安

今の時代、不安を抱えているのは大人も同じこと。社会全体に将来への不安があり、子どもたちは敏感にその空気を読んでいます。

子どもたちが感じる不安は、三つあります。なかでも、自分はここにいていいのか、心の居場所はどこにあるのか、という「存在不安」は、空気を読みすぎる子に顕著なものです。

子どもの不安に気づくには、日ごろから様子をよく見ること。特に表情に注目しましょう。

アドバイス

子どもの様子を誰かに聞くのもテ

子どもの様子を見ましょうといっても、親は客観的に見られないかもしれません。感情がからんでしまうからです。

子どもを見ていて気になるところがあったら、学校の先生や親類、親の友だちや知り合いなど、信頼できる人の意見を聞くのもいい方法です。

できれば、「うちの子、最近おかしくない?」などとストレートに聞くより、雑談のなかに子どもの話題を混ぜるなど、さりげなく聞くのがベストです。

聞き方がわからなければ、P56の六つの視点を参考にしてもいいでしょう。

3つの不安

佐々木賢氏（元高校教員、教育者）は、今の子どもたちには3つの不安があると指摘しています。いずれも、近年顕著になってきたといいます。

将来不安　自分の将来はどうなるのか不安。大人も、年金や老後など将来不安はある

能力不安　親の期待に応える能力が自分にあるのか不安。また、能力を十分活かせるかも不安

存在不安　自分は存在してだいじょうぶか、心が落ち着ける場所はどこにあるのかという不安

チェックポイント

こんな様子は不安のサイン

P59 に挙げたストレスサインのほか、下記のような様子があるかを見てみましょう。日ごろから、子どもの表情や言動に気をつけておきたいものです。

もともと活発なタイプの子は

「こんなことできないよ！」などとキレることが増えてくる。あるいはふだんしないような行動をするなど、比較的わかりやすい

共通するのは

小さいことにこだわる。また、「僕、良い子だよね」などと評価を確認するようなことを聞いてくることもよくある

もともとおとなしいタイプの子は

不安が心の奥にこもりがちなので見つけにくい。「自分はなにをやってもダメだ」などと自信のなさが感じられる言葉も。「死んでしまいたい」などと考えているようなら、すぐに対応を（→P 77）

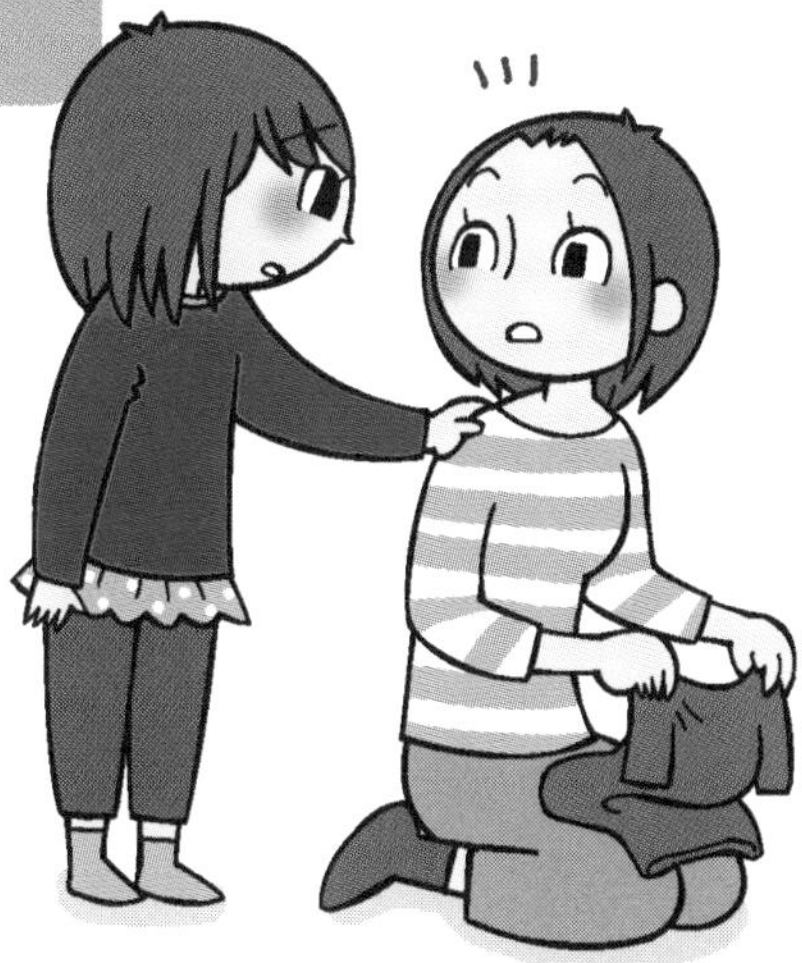

「私のこと、好き？」などと、自分への愛情を確認したがるのは、存在不安の現れかも

こんな不安感・恐怖感は正常範囲

発達的にみて、下記のような不安や恐怖をもつのは正常範囲です。

およそ、5 歳ごろまでは「親の不在」や初めて接する環境に不安を抱きます。6 歳以降は、対人状況での不安が強くなります。

12 ヵ月まで	親の不在、大きな音 急速に近づいてくる大きな物体 見知らぬ人
1～5 歳	大きな音、雷や嵐、動物 親からの分離
（3～5 歳）	怪物・幽霊
6～12 歳	けがをする恐れのある行為 泥棒 学校の先生からの呼び出し 罰、失敗

サイン③

元気のなさは、抑うつのサインかも

学校で集団にとけこめなかったり、親に期待されるほど成果があがらなかったりすると、子どもは自信をなくしていきます。気分が落ち込んで、抑うつになることも少なくありません。

小学生でもうつ病になりうる

おとなしく素直な「良い子」だと思っていたが、それにしても最近は元気がない――。気分の落ち込みがひどいようなら、抑うつに陥っているのかもしれません。

村田豊久氏（児童精神科医）は「八歳から一〇歳がうつ病の曲がり角」と言っています。子どものうつ病は増えています。本人はその年代になると抑うつを自覚できるといいますが、つらくてもどう相談したらよいかわからないこともあるでしょう。うつ病になってしまう前に、周囲の大人たちは、SOSサインに気づきましょう。

元気がない

本人が好きなことに興味を示さなかったり、笑顔がなくなったり、無口になったりなど、ふだんと違う様子に注意しましょう。

好きなお笑い番組を見ても、笑わずに暗い表情をしているなら要注意

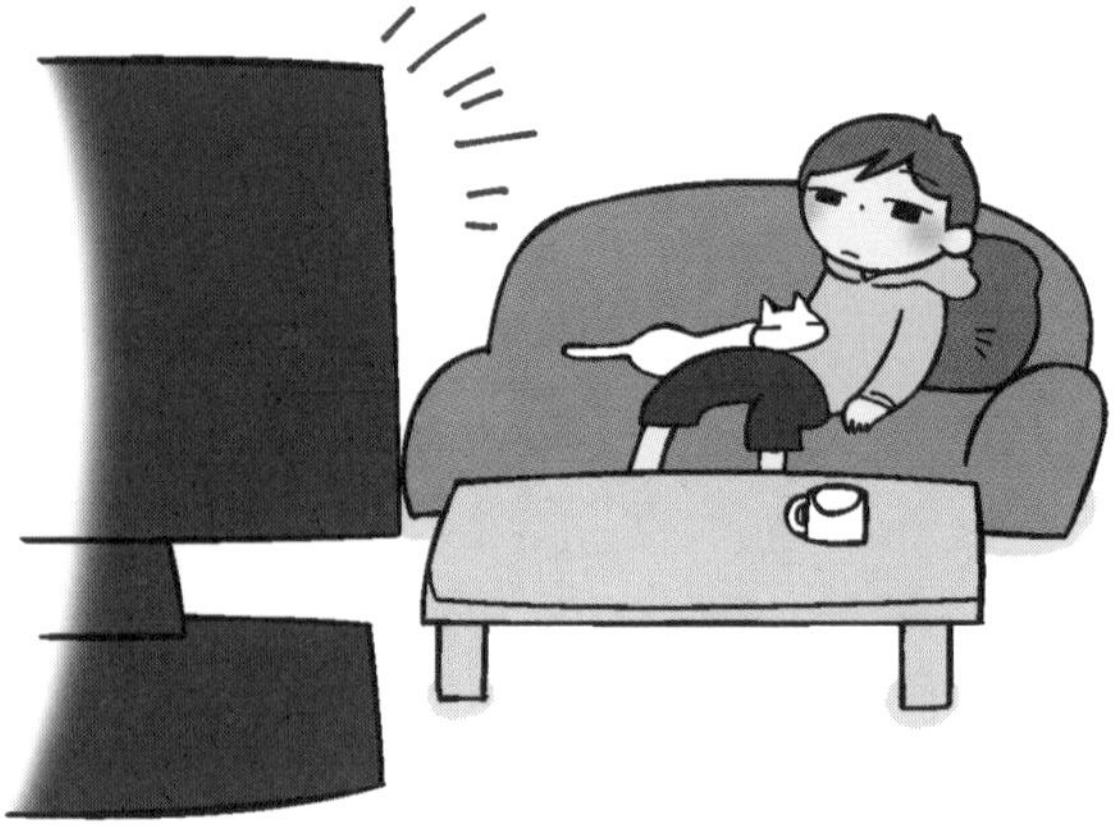

アドバイス

いじめの被害者になっていることも

子どもの様子から、抑うつかもしれないけれど原因がわからないというとき、じつはいじめの被害者になっていることもあります。

「もしかしたら」と感じたら、子どもをよく観察します。学校に行くとき、帰ってきたとき、話題、行動、食欲に注意します。本人に聞いても答えないでしょう。無理に聞き出そうとせず、本人を尊重し、「いつでも話を聞くよ」というメッセージを伝えます。

いじめられているとわかったら、子どもと協力して対応します。絶対に守ると子どもを安心させることが大切です。加害者の親とで解決するのは難しいでしょう。学校に相談し、転校なども検討します。

チェックポイント

こんな様子は抑うつのサイン

抑うつとは、単に気持ちが落ち込むだけではなく、うつ病の症状（→ P77）がみられる状態です。その状態が長く続くと、うつ病になります。抑うつのサインはいくつかあり、親が気づくことが多いです。

落ち込みが続く

気持ちが落ち込んでいて、楽しいことや好きなことに興味を示しません。抑うつではない子どもでも落ち込むことはありますが、ちょっとしたきっかけがあったり時間が経過したりすると回復します。長く続くことはありません。

悲しむ

自分はなんてダメなんだろう、なにをやってもうまくいかないなどと、強く悲しみます。元気なら、そのような受け取り方をしないことでも、悲観的になります。悲しみ方がひどくなると、「死にたい」と考えるようになることもあります。

体調が悪い

子どもの抑うつは、体調の変化として現れることが多いです。まず、食欲と睡眠に注意します。寝つきが悪くなったり、夜中に目が覚めてしまったりします。とてもだるそうで、疲れたと言うこともあります。睡眠不足も影響しているのでしょう。頭痛や腹痛を訴える子もいます。こうした訴えがあったとき、原因がなければ、心の健康のＳＯＳを考えてみましょう。

イライラする

子どもの場合、イライラする気分が抑うつのサインということもあります。

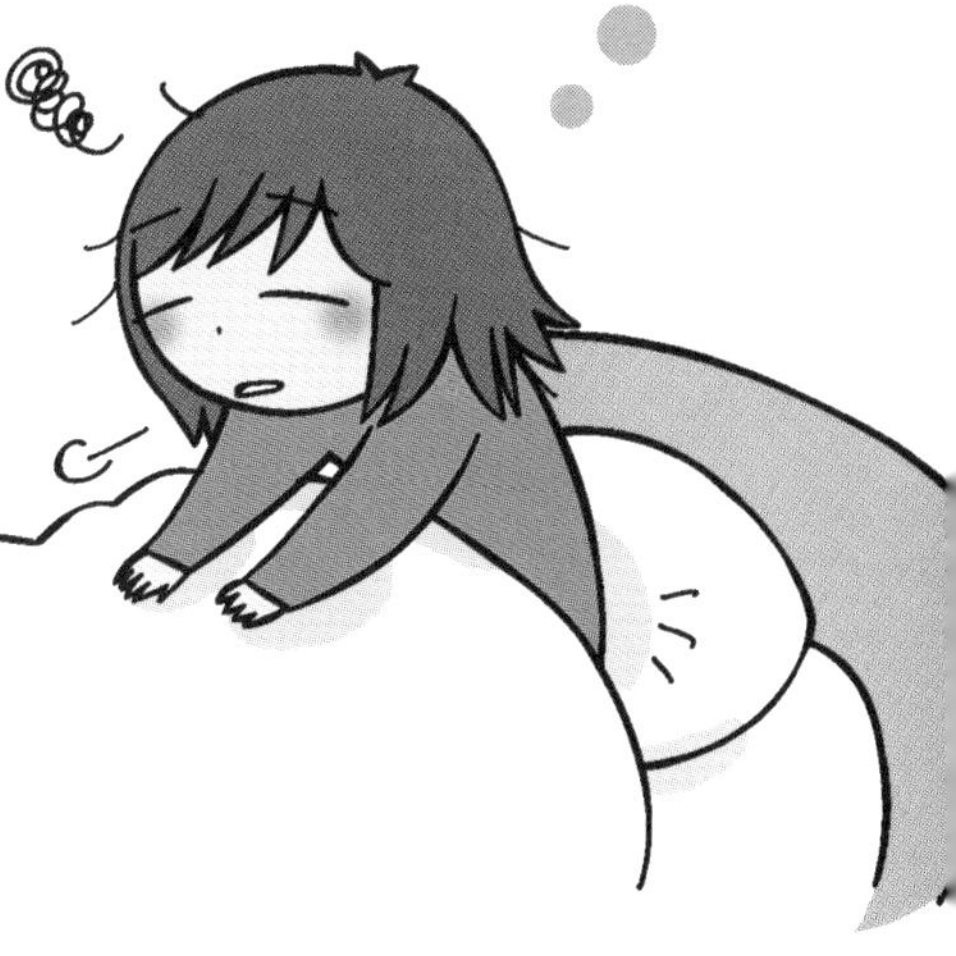

長期間の休みでも、元気が戻らない。朝からだるそうなら、要注意

コラム

いじめは学校だけの対応では無理だと認めよう

いじめのかたち（ワースト5）※

ひやかしやからかい、悪口や脅し文句、いやなことを言われる	62.0%
軽くぶつかられる、遊ぶふりをしてたたかれたり、けられたりする	23.5%
仲間はずれ、集団による無視をされる	13.9%
いやなことや恥ずかしいこと、危険なことをされたり、させられたりする	8.0%
ひどくぶつかられたり、たたかれたり、けられたりする	5.8%

空気を読むから親に言えない

近年、学校はさまざまな問題への対応を迫られています。いじめ、虐待、貧困など、学校の手に負えない問題も多くあります。

いじめは見つけにくいのが現状です。被害者は親にも先生にも隠します。親を心配させたくない、いじめを知られるのは恥ずかしいなどと考えてしまうようです。

ストレス発散で加害者になることも

いじめを見つけたら、被害者のケアはもちろんのこと、加害者のケアも必要なケースが少なくありません。親からの暴力やネグレクト、教育虐待を受けている子どもが、いじめというかたちでストレスを発散していることもあるからです。「いじめは絶対にいけない」と、強く言わないといけません。

学校は隠蔽せずオープンに

命にかかわることもあるので、被害者のケアは急務です。

学校は、すぐに対応できないと隠蔽と批判もされます。学校だけで解決しようとせず、多くの知恵を集められるよう、ひろくオープンにするほうがいいでしょう。

※文部科学省 2018 年度「児童生徒の問題行動・不登校等生徒指導上の諸問題に関する調査」より。複数回答あり

4 子どもが陥る危険性がある心の病

空気の読みすぎは大きなストレスになり、
子どもたちは心が折れてしまうこともあります。
不安症やうつ病など、心の病になることは
けっして少なくありません。

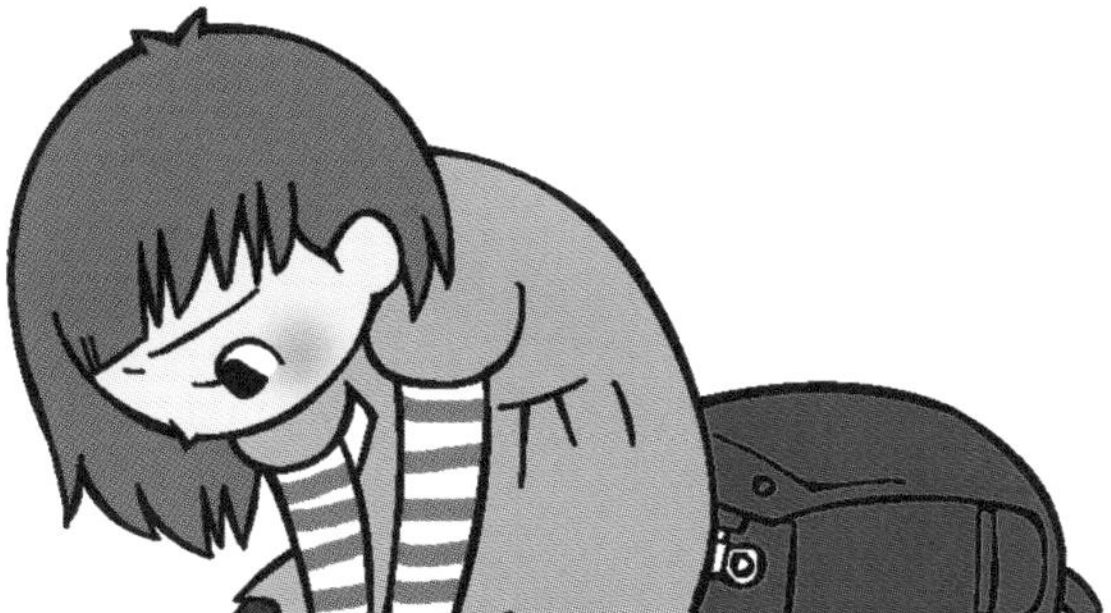

まだまだ大人よりずっと弱くてもろい

悩みなどなさそうに見える子どもでも、じつはストレスに耐え、つらさを抱えていることも少なくありません。子どもは体も心も発育途上にあり、まだまだ弱いのだと、認識しておきましょう。

心の病の発症年齢※

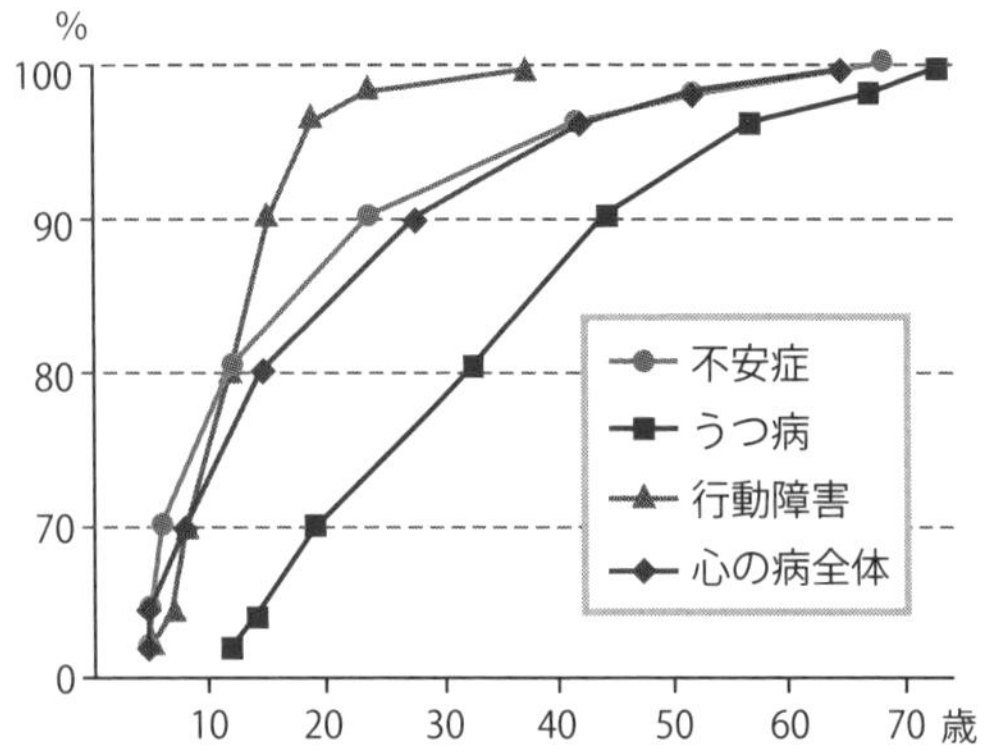

すべての精神疾患が75歳までに発症するとして、何歳までにそのうちの何%が発症するかをみた値。不安症、行動障害、そのほか心の病全体は5歳ごろから発症し、うつ病は10歳ごろから発症している

※『神経発達症(発達障害)と思春期・青年期』(明石書店)より
(もとデータはKessler RC, et al. Arch Gen Psychiatry 2005)

受診か相談か

子どもの様子が心配なとき、誰に相談するか迷うでしょう。精神科はハードルが高いでしょうから、まずは学校関係者など、子どもに関わる人に相談するとよいでしょう。ネットの情報は玉石混淆《こんこう》なので、注意します。

受診

医療関係者

医師は処方箋を書くなどの医療行為ができる。小児精神科医がベストだが、数が少ない

相談

学校関係者

スクールカウンセラー、保健室の先生など。相談内容によるが、最初の窓口として

カウンセリング

病院や診療所外での臨床心理士などの相談には保険はきかないので自費。子ども家庭支援センターなどで心理士に頼む方法もある

発症の要因

心の病はいくつかの要因があって発症します。いずれもストレス関連ですから、子どもたちが不要な強いストレスを抱えないことが、病を防ぐことにつながります。

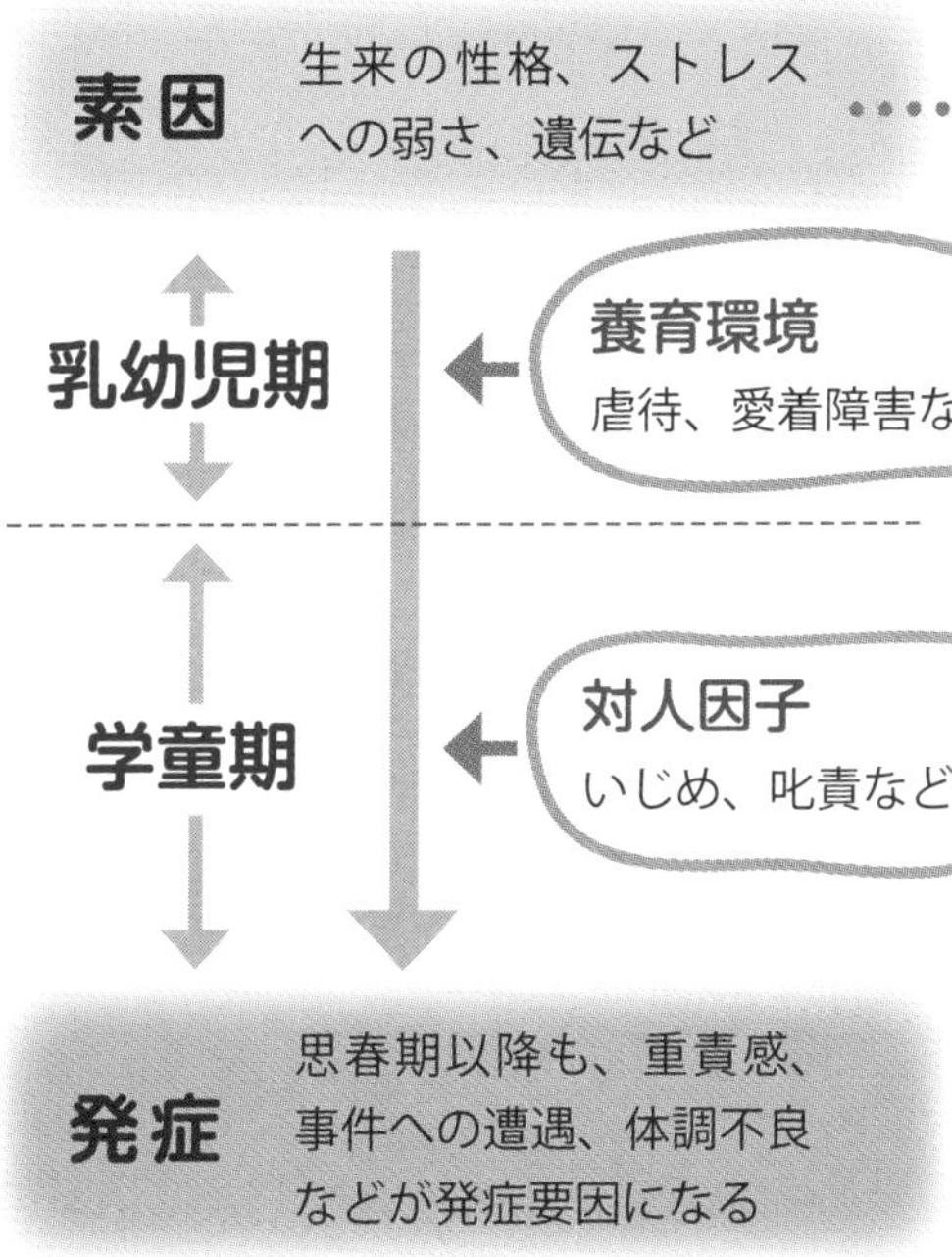
素因
生来の性格、ストレスへの弱さ、遺伝など
乳幼児期
養育環境
虐待、愛着障害など
学童期
対人因子
いじめ、叱責など
発症
思春期以降も、重責感、事件への遭遇、体調不良などが発症要因になる

特徴

- まじめで神経質な傾向がある、融通がきかない面がある
- ストレスを言葉で表すことが苦手で、本人も言ってはいけないと思っている
- 家族や先生など、大人の影響を受けやすい。特に母親の不安感に影響されやすい

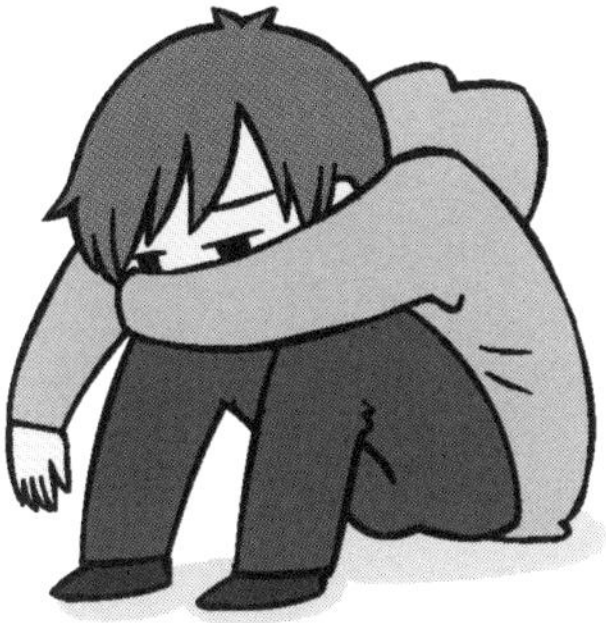

受験勉強の強要は教育虐待になりかねない。13歳ぐらいで絶望感からうつ病になる子もいる

八〜一〇歳が特に要注意

近年、小児精神科では発達障害と不登校の相談が急増していますが、不安症やうつ病が潜んでいることもあります。心の病は就学前から発症することもあります。ストレスが強いほど、早く発症しやすいこともわかっています。日本では、幼児期の環境や対人関係のストレスが、欧米諸国より大きいという説があります。子どもたちの心の健康に注意が必要です。

心の病の発症は思春期にピークを迎えるのですが、八〜一〇歳は、うつ病発症の助走期間といわれるぐらい、要注意の年代です。

ストレス反応

放置していると、いずれ崩れるか爆発する

子どもがストレスでつぶれそうになっているSOSサインに気づかず、なにも対応していないと、より強いストレス反応を現すようになります。ストレスが原因になる心の病もあります。

思春期以降に発症することも

空気を読みすぎている子どもは、身体的な虐待を受けている子どもと同じような反応を示すことがあります。すなわち、周囲に敏感で傷つきやすく、強い被害者意識をもち、感情を表しません。

また、親にかみつく、ものを投げる、食べられない、家出をするなどの混乱した状態になる子もいます。これらは、過剰な幼児教育を受けた子に顕著です。

こうした反応は小学生のうちに現れることが多く、不登校につながることも。思春期以降になってから、自分を保てずに崩れてしまう子や、非行、暴力などのかたちで爆発させる子もいます。

発達障害とみなされる

近年、小児精神科では発達障害が注目されています。そのため、ストレス反応が、発達障害の特性とみなされることも少なくありません。

ADHD

注意欠如・多動症。不注意、多動性、衝動性の特性がある。そのため、落ち着きがなく、衝動的に怒ったり、乱暴したりすると、特性に見えやすい

自閉スペクトラム症

コミュニケーションがうまくとれない、がんこ、反復的な行動などの特性がある。そのため、不安からくり返してしまう行動や、こだわりが、特性に見えやすい

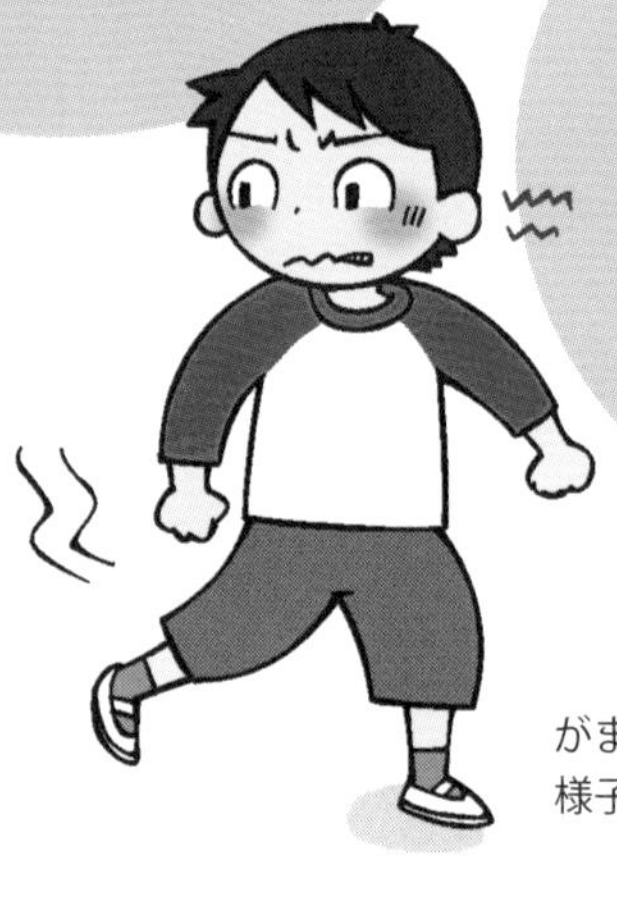

がまんばかりでイライラする様子が、衝動性に見える？

ストレスから起こる心の病

子どものストレス反応はまず身体面に現れることが多く、次に、心理面、行動面にも現れてきます。ストレスが大きく、強いと、心の病に至ることもあります。

反応性愛着障害

つらいときにも愛情を求めないし、大人から手をさしのべても応えません。人間不信に陥っているので、人と交流しようとせず、感情を表しません。特に、喜んだり笑ったりは、まったくありません。親が怒ったり叱ったりしていない状況でも、恐怖感で萎縮したり、イライラしたり、悲しそうな様子を見せたりします。

逆に、よく知らない人になれなれしくするなど、愛着の対象を選べない子もいます。

多くはネグレクトなどの虐待が原因ですが、十分な愛情を受けたという安心感がない場合にも発症します。

５歳以前に発症し、１年以上継続していると反応性愛着障害と診断されます。

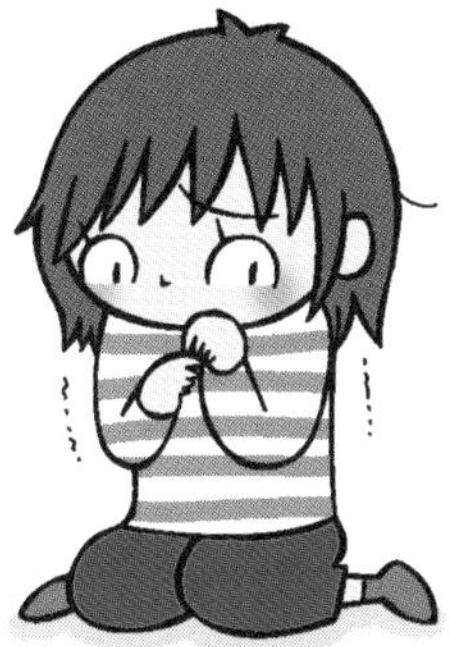

人を信じられず、警戒する。声をかけても身構える

PTSD

心的外傷後ストレス障害。強い恐怖体験（トラウマ）やいじめ体験などがあった後に発症します。子どもの場合、元気がなくなり、赤ちゃん返りがみられます。無表情になり、ひきこもることもあります。気持ちを落ち着かせ、安心感、信頼感の回復をめざします。

チック

チックは発達障害の１タイプですが、一般に、ストレスで発現します。うなずく、まばたき、声を出すといった行動を、無意識のうちにくり返します。ストレスが原因ではありませんが、ストレスで症状が強くなります。発症は４～６歳が多く、子どもの 10 ～ 20% が体験するといわれ、たいていは一過性です。

インターネット依存

心の居場所をバーチャルの世界に求める

今の子どもたちは、生まれたときからスマホやタブレットがある「デジタルネイティブ世代」です。デジタル機器を使うのは当たり前なのですが、過度に没頭すると依存症となって生活が崩壊します。

ほかにやることがないから?

WHO(世界保健機関)は「ゲーム障害」としていますが、依存するのはネットゲームだけでなく、動画なども同様です。

依存するほど没頭するのはなぜでしょうか。楽しくてやっている子どももいるでしょうが、心の居場所がなくて、しかたなくやっているうちにやめられなくなった例も多いようです。家にも学校にも心の居場所がなく、バーチャルの世界で安心するのでしょう。遊び場がないのも一因です。

子どもたちの心の居場所をなくしたのも、遊び場をうばったのも大人です。依存症に陥らないよう予防する責任があります。

インターネットの利用状況

0～6歳児　スマホへの依存傾向が見られる率

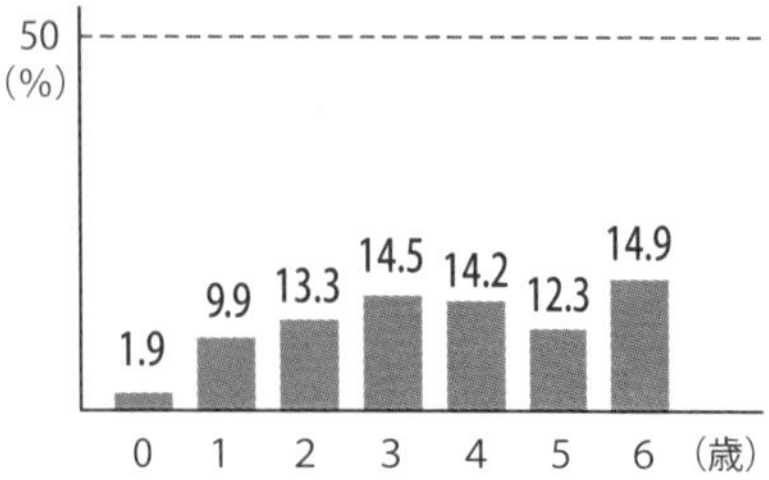

50
(%)
1.9
9.9
13.3
14.5
14.2
12.3
14.9
0
1
2
3
4
5
6
(歳)

動画視聴がもっとも多いという。橋元教授は「母親は『とりあげると機嫌が悪くなる』などと言うが、おもしろいものを取り上げれば機嫌が悪くなって当然。時間管理が大切」と分析している

橋元良明(東京大学大学院情報学環教授)研究室/2018年/調査数2272人

ネットの利用内容　小学生

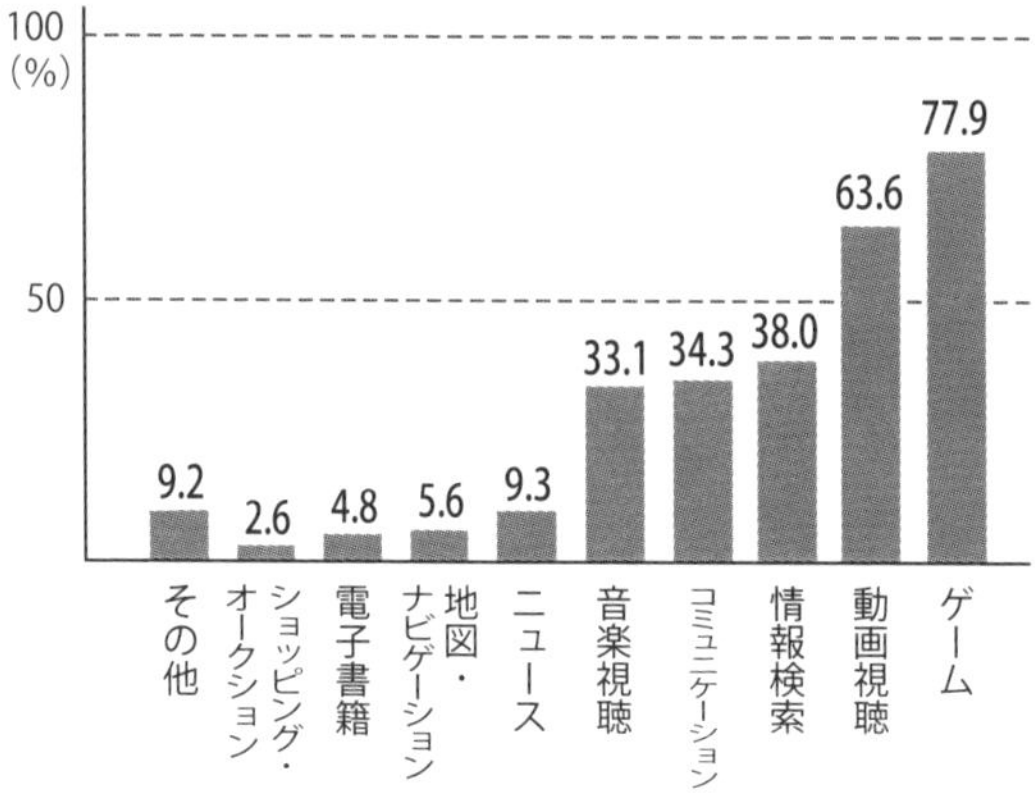

100
(%)
50
9.2
2.6
4.8
5.6
9.3
33.1
34.3
38.0
63.6
77.9
その他
ショッピング・オークション
電子書籍
地図・ナビゲーション
ニュース
音楽視聴
コミュニケーション
情報検索
動画視聴
ゲーム

右の調査ではネットの利用時間も調査しており、小学生は1日平均97.3分で2時間以上利用者が33.4%にものぼる。スマホだけでなく、タブレット、携帯ゲーム機、ノートパソコンを使っている

内閣府青少年のインターネット利用環境実態調査報告書/2017年度/調査数664人

インターネット依存

ゲームに限らずネットに依存すると、心身に悪影響を及ぼします。まだ研究中ですが、脳の発達から考えると低年齢のほうが依存になりやすいといわれます。

スマホの利用時間が長いため、内斜視になる子どももいる

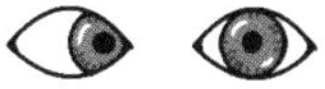

体

- 睡眠時間が足りなくなる
- 食欲がなくなる
- 体力や筋力が落ちる
- 目が悪くなる

心

- ネット以外のことが考えられなくなる
- 利用時間が増えていく
- やめようと思ってもやめられない
- 利用に関してうそをつく
- 友だちを失う
- 学習時間が減る
- 成績が低下するという報告もある

親ができること

デジタル機器は学校でも使用するようになり、ある程度の年齢になったら与えざるを得ないでしょう。その場合でも、できるだけの対策を講じておきましょう。

スマホは10歳までは与えない

スマホの使用は1日1時間までとする

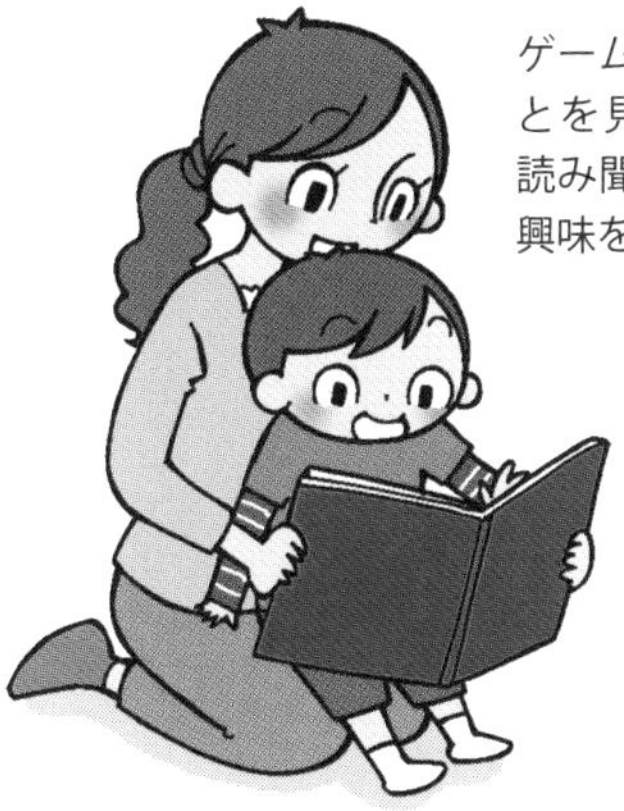

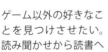

ゲーム以外の好きなことを見つけさせたい。読み聞かせから読書へ興味をつなげよう

勉強とネットの遊びしか知らない子にしない。親子でいっしょに遊ぶようにする。親子の会話を増やす

親の干渉が多いなど、いやな気持ちから逃げるためにネットを利用することがあると知っておく

依存傾向がある場合、デジタル機器を急に取り上げるのは避ける。イライラ、不安が高じて爆発することもある。専門家に相談を

子どもは親の行動と同じことをするもの。まず、親が家ではスマホから離れる

摂食障害

小学生でも容姿を気にしてダイエット

過食や拒食などの摂食障害は、思春期以降に発症することが多いのですが、近年では小学生での発症が増えています。多くが、発症前には自己主張の少ない「良い子」だったといいます。

自己肯定感が低いので容姿に自信がもてない

ストレスがあると脳内のホルモン調節の機能がうまくはたらかなくなり、食欲不振に陥ります。体重は減少していきますが、摂食障害の人は、それが快感だといいます。やせていることが美しいという社会の価値観があるからです。

空気を読みすぎる子どもは、大人を困らせることはしない「良い子」です。本人は自己肯定感が低く、自分に自信がありません。容姿を気にする年代になると、「もっとやせなきゃダメ」とダイエットを始め、摂食障害に至ります。

育ち盛りの年代に栄養を十分とらなければ、成長に悪影響を及ぼすことは必至です。

摂食障害のサイン

近年は 10 歳ごろから発症する子どもが増えています。摂食障害に陥る前の段階で、下記のようなサインに気づきましょう。

- 体重が減っているのに「太っている」などと言う
- 低カロリーの食品ばかり食べ、特定の食べ物（炭水化物、揚げ物、肉類、甘いもの）を拒否する
- 大量の食べ物を自分の部屋にかくしている
- 悪天候や体調不良のときにも、激しい運動をする
- 食べ物がトイレや流し、ゴミ箱に捨ててある
- 成長期でも体重が増えない

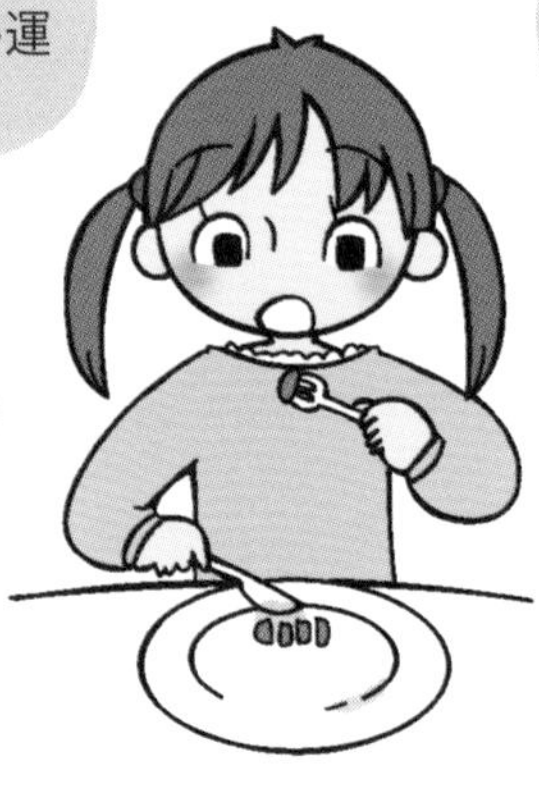

食べ物を小さく切って、ゆっくり、少しだけ食べるのはサインのひとつ

体にも影響が

子どもの摂食障害は、大人の摂食障害と同様に、やせ願望からダイエットを始め、極端にやせてしまうケースがもっとも多いです。成長過程なので、将来にわたって問題が残ってしまいます。

きっかけ

- ストレスから食欲不振
- やせ願望（やせたい）
- 給食で完食を強制されて以来、食べ物がのどを通らなくなった
- 胃腸炎などで嘔吐《おうと》してから嘔吐恐怖

摂食障害

- 食べられない
- たくさん食べて吐く
- カロリー消費のために激しい運動をする

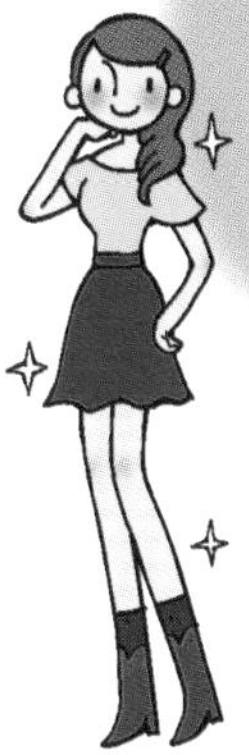

女優やモデルの体型にあこがれる

体への影響

- 体重が減る
- 体温が低い
- 便秘がひどい
- 身長の伸びが少ない
- 髪の毛が抜ける
- 肌が荒れる
- 月経がなくなる
- 脳が萎縮する

心へも

- 集中力が落ちる
- イライラする

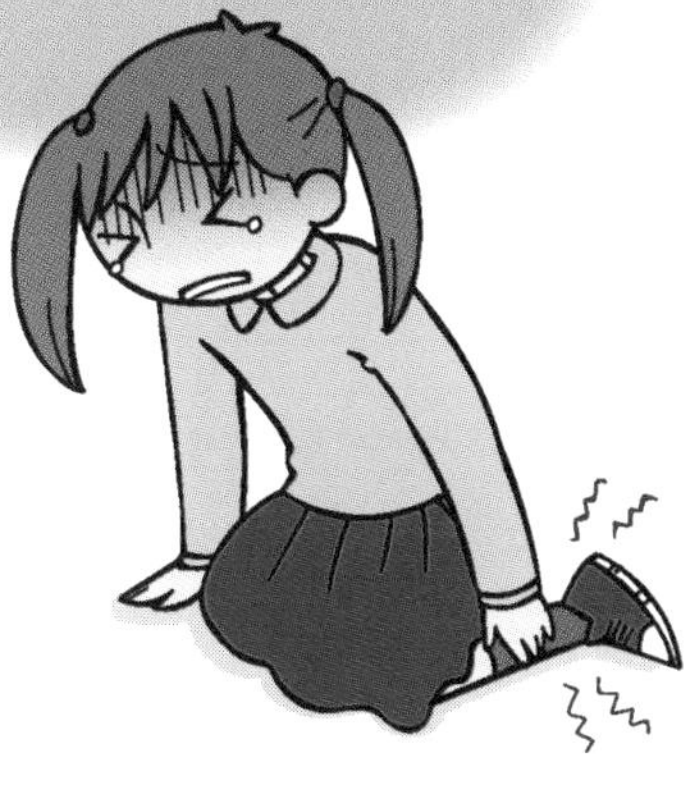

骨が弱くなり、ちょっと転んだだけで骨折してしまう

思い込みを変えていく

摂食障害になりやすいのは、完璧主義できちょうめん、内向的といった子どもです。また、母親との間に悩みをもつ場合が多いのですが、父親は存在感が薄く、母親との問題を相談できません。

大人になるのが不安で、こだわりが強くなり、見た目の完璧さをいっそう求めてしまいます。

まず安心できる空気を家につくりましょう。子どもの自己肯定感を高め、「ありのままでいいんだ」と、思い込みを変えていくことが求められます。

不安が過度になり家庭や学校生活に支障

子どもの不安症は多いのですが、気づかれにくいという一面もあります。子どもはこわがりだし、多少の不安はもっているものだという認識が大人にある一方、子どもからは訴えないからです。

正常範囲の不安や恐怖を超えている

子どもの心の病のなかで、不安症は多いのですが、気づかれにくいのです。自然に治ることがある、破壊的な行動はない、体の症状が前面に現れる、子どもは悩みを隠すなどの理由と、子どもには不安があって当然だという大人の認識があるからです。

子どもから訴えることは少ないため、放置していると、いじめ、学業不振、不登校、うつ病などにつながることもあります。

正常範囲の不安や恐怖（→P61）を逸脱する病的な不安（がまんできない、長く続く、くり返すと思う）があり、生活に支障をきたしていると、不安症と診断されます。

不安症の治療法

不安症は気持ちのもち方では回復しません。大人は声のかけ方に注意します。医療機関では、薬物療法と精神療法をおこないます。

精神療法

親と子どもに不安症を理解してもらうことが大切。そのうえで、臨床心理士などと協力してカウンセリング、遊戯療法（遊びを通した治療法）、認知行動療法などをおこなう

薬物療法

精神療法に併用する。ＳＳＲＩ（選択的セロトニン再取り込み阻害薬）などを使い、少量で効果が得られないと増量することもある。使いたがらない親が多いので、十分な説明と了解が必要

声かけの注意

「強い心をもて」「甘えるんじゃない」「時間がたてばよくなる」といった精神論は言わないでください。「相談できない」と、なにも言わなくなる可能性もあります。

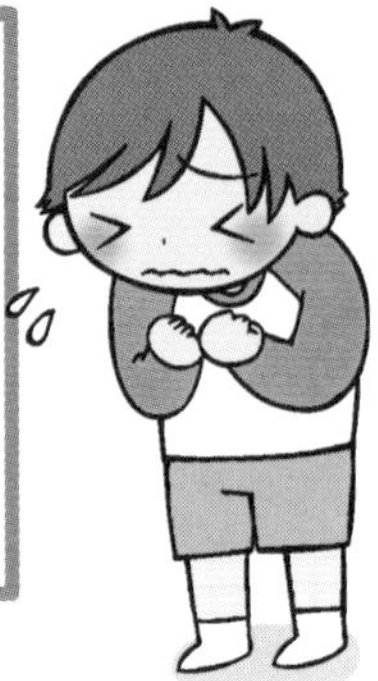

「そんなふうにできない自分はダメだ」と子どもを追い詰めるだけ

主な不安症

小児科では不安を訴えて受診する子どもが少なくありません。子どもの不安症は大人とは少し違います。以下は幼児期から学童期に発症する主な不安症です。

限局性恐怖症

特定の事物、例えば閉鎖的な空間、乗り物、高所、嵐などの自然環境、血液や注射、動物などをひどく怖がります。きらいといった程度ではなく、苦しむほどです。

社交不安症

人前で話したり、人と会ったりすることに恐怖を感じます。登校が苦痛になります。緊張しやすい、あがりやすいといった程度なら、生活への支障は小さいです。

全般性不安症

学校、健康、成績など、さまざまなことに不安をもちます。落ち着きがない、怒りやすい、不眠、疲労感などの症状があり、ほかの病気と間違われることも少なくありません。子どもでは、やや男子に多い傾向があります。

強迫症

以前は不安症のひとつでしたが、別分類になっています。自分でも意味がないと思いながら、手洗い、鍵の確認などをくり返します。5〜6歳ごろから発症し、家族を巻き込むこともあります。

分離不安症

親や愛着がある人、特に母親と離れていることに強い不安をもちます。日ごろからつきまとい、離れそうになると、2度と会えないと恐怖を感じ、泣いたり騒いだりします。発熱や嘔吐、頭痛や腹痛が現れることもあります。

場面緘黙《かんもく》

言葉は理解しているのに、話せなくなります。学校や家庭でも話せません。必要があるときには、うなずき、指差しなどで意思を表現します。1ヵ月以上続くと、診断されます。

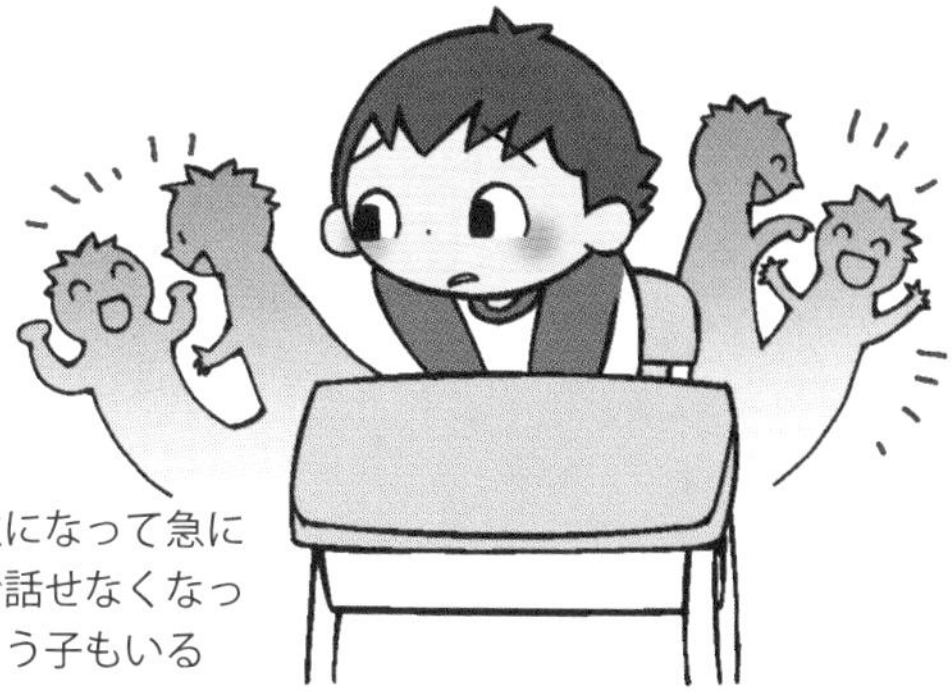

小学生になって急に学校で話せなくなってしまう子もいる

小学生でも一〇人にひとりは抑うつが強い

抑うつが続き、うつ病かもしれないと思ったら、受診するかどうか検討します。子どものうつ病は増えていて、小学生で抑うつの段階の子どもは一〇人にひとりという調査結果もあります。

大人のうつ病にはない特徴がある

子どものうつ病が増えています。うつ病は環境やストレスの要因が大きいからでしょう。抑うつかうつ病なのかは、診断が難しいところですが、程度が強く、長く、生活に支障が出ていると、うつ病と診断します。うつ病は心の病ですが、体の症状も多いので、体の病でもあります。

子どものうつ病は、大人にはない特徴があります。イライラ、集中力低下など、行動面の症状です。

また、怒りが主症状の場合、「重篤気分調節症」と診断されたり、たちくらみや疲労感など体の症状に注目して「起立性調節障害」と診断されたりすることもあります。

うつ病の治療法

薬物療法と精神療法がありますが、精神療法が重要です。回復するまで、数ヵ月かかると思っておきましょう。

薬物療法

うつ病が中等度以上なら、ＳＳＲＩなどの抗うつ薬を使うことが多い。副作用に注意することが大切

精神療法

カウンセリング、対人関係療法、認知行動療法などをおこなう。効果をあげるには、自宅でも対応を（→ P77 下段）。まず、親は子どもの気持ちを理解することが重要

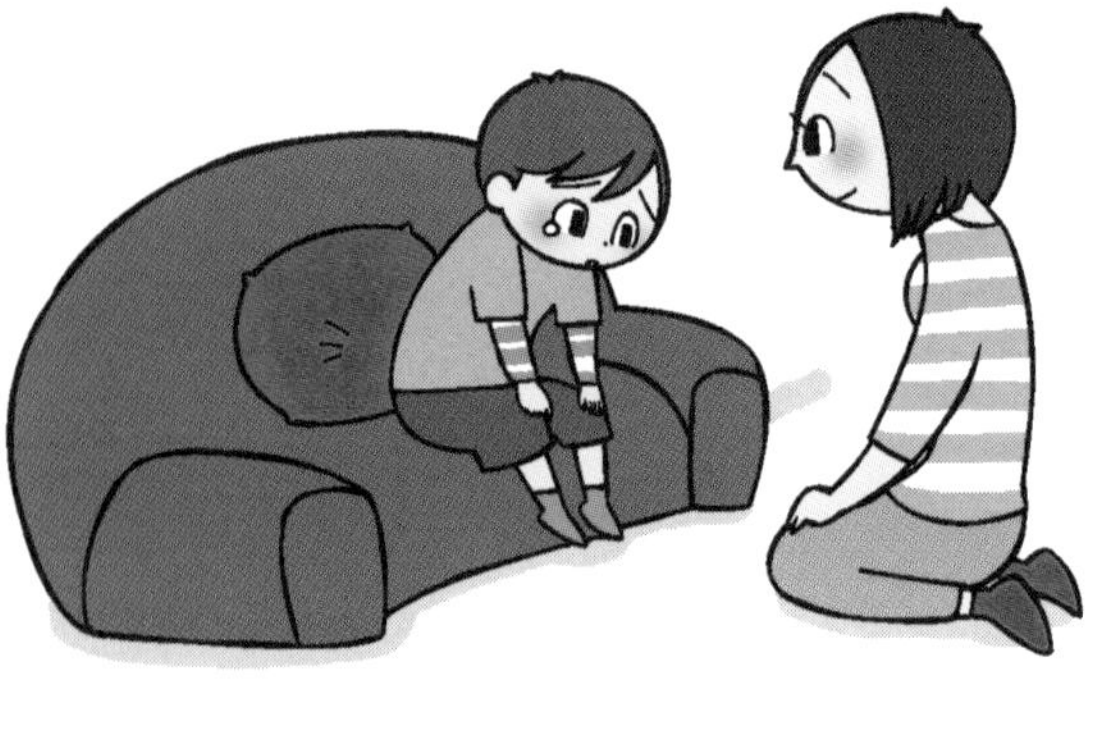

子どもの話を静かに聞こう。ものごとのとらえ方が否定的になっていないだろうか

受診のタイミング

　うつ病かもしれないと思っても、小児精神科を受診するのはハードルが高く、タイミングがわからない人もいるでしょう。受診する前に、まず生活習慣を変えてみてください。

うつ病の症状

体の症状：お腹が痛い、お腹が張る、食欲がない、体重が減った

疲労感：疲れやすい、だるい、寝ても疲れがとれない

行動面の症状：なにをやっても楽しくない（興味喪失）、なにもやる気がしない（気力の低下）、イライラする（集中力減退）

睡眠障害：夜眠れない、早く目が覚める

その他：朝調子が悪い（日内変動）

生活習慣を変えてみる

　睡眠と食事の習慣を整えます。休息をとらせてみます。その際、大人の考えを押しつけないこと。子どもの希望に沿うように考えましょう。

改善しないなら

受診

　子どもの様子から、うつ病の症状かもしれないと思われたら、受診しましょう。

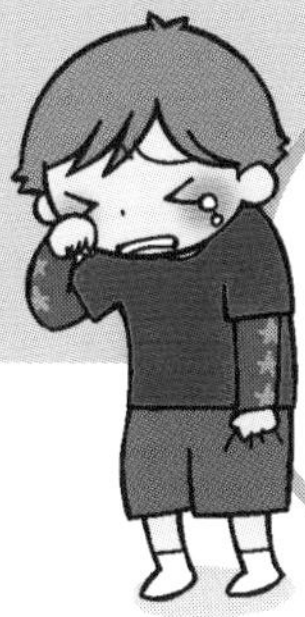

！すぐに受診

「死にたい」と言うなら、そのように考えないように言い、すぐに受診します。

家庭でできる認知行動療法的対応

　抑うつが軽い場合、親の対応で改善することがあります。医療機関でおこなう認知行動療法のエッセンスを意識した対応です。

　子どもがネガティブなことを言ったとき、否定せずに話を聞きます。すると、子どもの認知の歪《ゆが》みに気づくでしょう。その部分を子どもに気づかせ、ポジティブな思考に修正する選択肢を与えます。

　例えば「もうダメだ」と言ったら、「どうしてそう思うの」などと質問責めにしたり否定したりせず、「もうダメだと思うんだね」などと認めます。

　話を続けさせると、「友だちがバカにする」などと発言の理由が見えてくるでしょう。「ぼくの言うことを無視した」などと関連づける発言には、「聞こえなかったのかも」などと、複数の選択肢を提案して、認知を正します。

学校に行けない罪悪感に苦しんでいる

不登校とは、学校に行くことにこだわり、行こうとしているのに、行けない状態です。子どもたちは自責の念に苦しんでいます。その状態が長く続くと、ひきこもりにつながっていきます。

不登校に至る前に葛藤に気づきたい

不登校になった理由はさまざまで、いじめ、学校内での失敗、先生からの叱責、そして親の教育虐待があります。こうしたストレスに対して、不登校に至る前に、「準備期間」のような段階があったはずです。ゲームに没頭、親への反抗、体調不良を訴えるなど。そうした期間を経ても報われず、疲れはてた結果、不登校に至るといえるでしょう。

準備期間の段階で子どもの葛藤に気づけば、不登校を防げるかもしれません。不登校がよくないというのではなく、子どもを苦しませないため。不登校の子どもは罪悪感に苦しんでいるからです。

不登校の要因

不登校になる要因はひとつとはかぎりません。複数の要因が重なって、学校に行けなくなります。子どもたちは、さまざまな抵抗や工夫をしてきたものの、どうにもならなくなった状態だといえるでしょう。

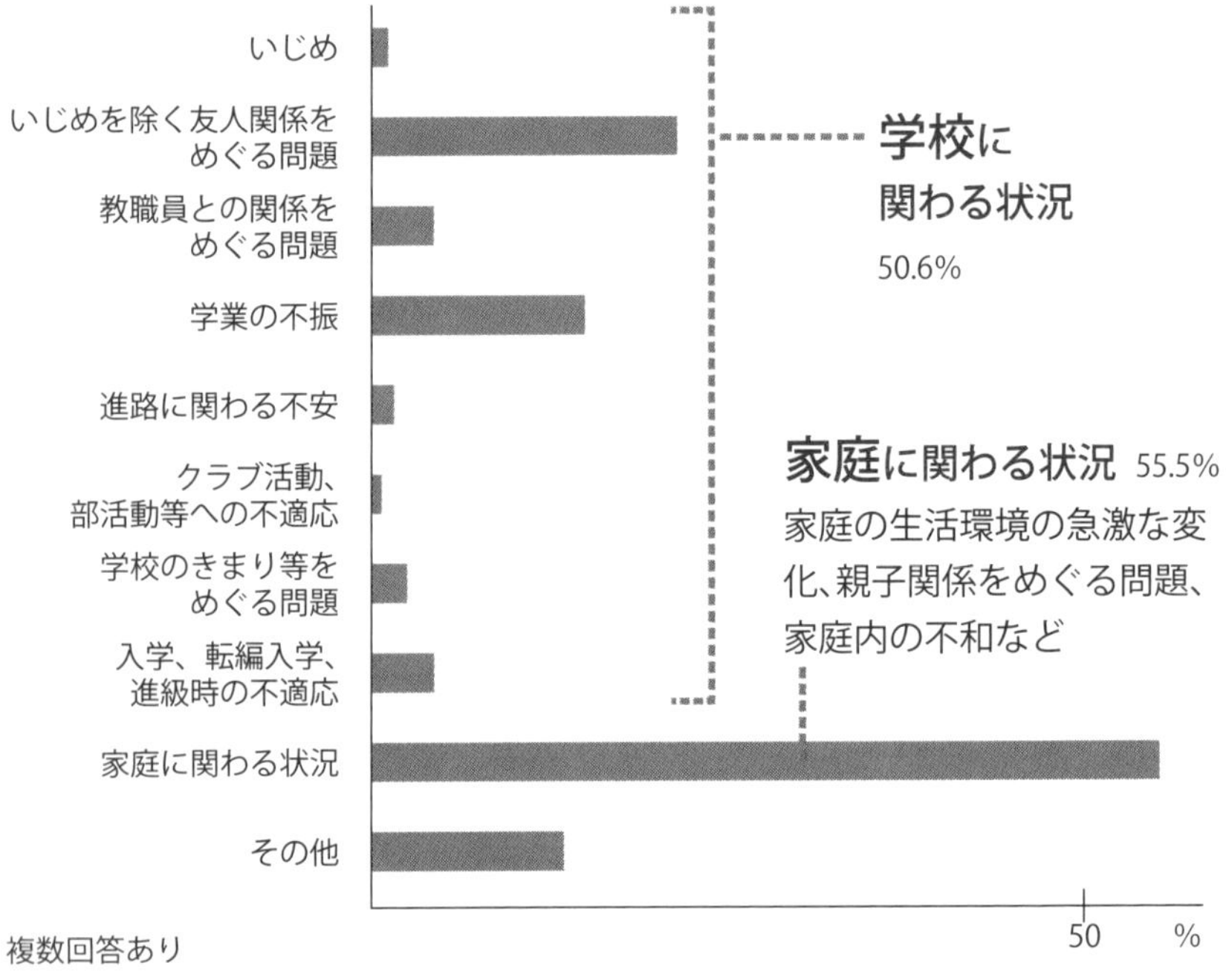
いじめ
いじめを除く友人関係をめぐる問題
教職員との関係をめぐる問題
学業の不振
進路に関わる不安
クラブ活動、部活動等への不適応
学校のきまり等をめぐる問題
入学、転編入学、進級時の不適応
家庭に関わる状況
その他
学校に関わる状況
50.6%
家庭に関わる状況 55.5%
家庭の生活環境の急激な変化、親子関係をめぐる問題、家庭内の不和など
50
%

複数回答あり

文部科学省「児童生徒の問題行動・不登校等生徒指導上の諸課題に関する調査結果について」
2018年度／不登校の小学生44,841人調査

親ができること

不登校でも、その準備段階でも、子どもは親を見て空気を読もうとしています。「学校に行きたくないなんて言えない」と無理をさせていないでしょうか。親にできること、親にしかできないことがあります。

様子を見る

- 家から外に出たがらなくなった
- 休日（特に夏休みなどの長期間の休み）なのに、なんとなく気分が晴れないようだ
- 入浴したがらないなど、自分の身辺にかまわなくなった
- イライラしている。家族へ乱暴や暴言がある
- 親や友だちに興味を示さず、なげやりな態度が見える
- 大きな理由もなく、成績が下がった
- 学校に行きたがらない
- 何度も手を洗うなど、同じ動作をくり返す
- ささいなことに、しつこくこだわる
- 家で、これまで好きだったこと（ゲームやテレビなど）をしていても、楽しそうではない

まずできること

子どもの話を聞く

叱責だけになっていないか。子どもの話を聞くようにしよう。肯定的に見よう、理解しようという意識が必要

心理的虐待をしていないか考える

受験勉強を強要したり、叱責がエスカレートして暴言になったりしていないか。家庭内の不和も心理的虐待になる

子どもに罪悪感をもたせない

理由を話したがらないなら無理に聞き出さない。
子どもを尊重し、安心して休憩してもいいと伝える

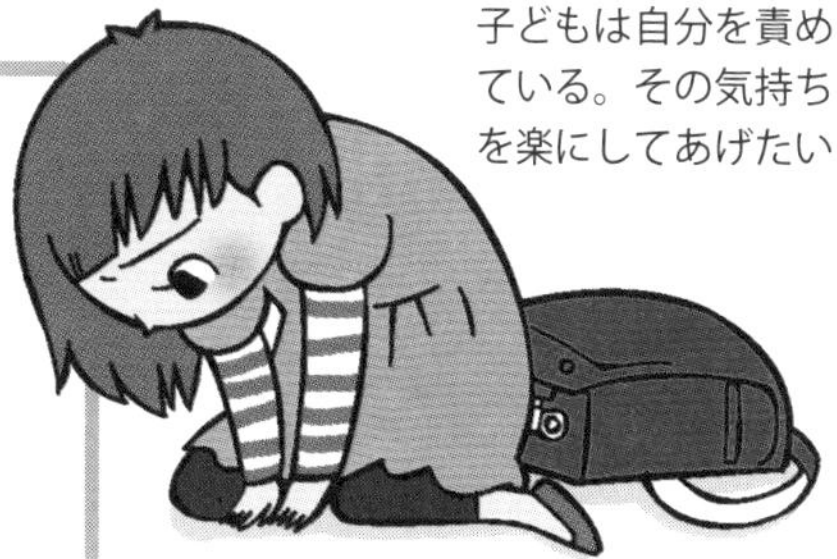

子どもは自分を責めている。その気持ちを楽にしてあげたい

心の病を発症しているのに、見つけられず、不登校になっていることがあります。子どもの様子を見て、受診を検討しましょう。

受診を検討する

発達障害があるなら

発達障害がある場合は、医療機関、スクールカウンセラーとも相談して、早目の対応をおこないます。

コラム

小学校低学年の子にも「自殺」の危険はある

子どもでも自殺とはなにか完全にわかっている

一〇代の自殺が大きな問題になっていますが、今は低年齢化が進んでいます。小学生でも自殺の意味や目的を完全に理解していて、一〇歳以下の自殺の報告例もあります。決して、低学年だからだいじょうぶとはいえません。

自殺をする子どもたちには、二つの系統があります。ひとつは、うつ病からの自殺です。もうひとつはSOSサインとしての自殺です。後者は、自殺に至る前にリストカットなどの自傷行為をすることもあります。

理由はわからないことが多いが……

自殺をしたときの状況を見ても、半数以上で理由がわかりません。

どうやって自殺を防ぐかは、大人の課題です。道徳教育はまったく役立たないといわれます。心が不安定になっている子には、話を聞くことが重要です。子どものつらい気持ちを受け止め、子どもが問題を整理して解決方法を考えられるように、親や教師だけで抱え込まず、サポートします。

小中学生が自殺したときにあったこと（主なもの）

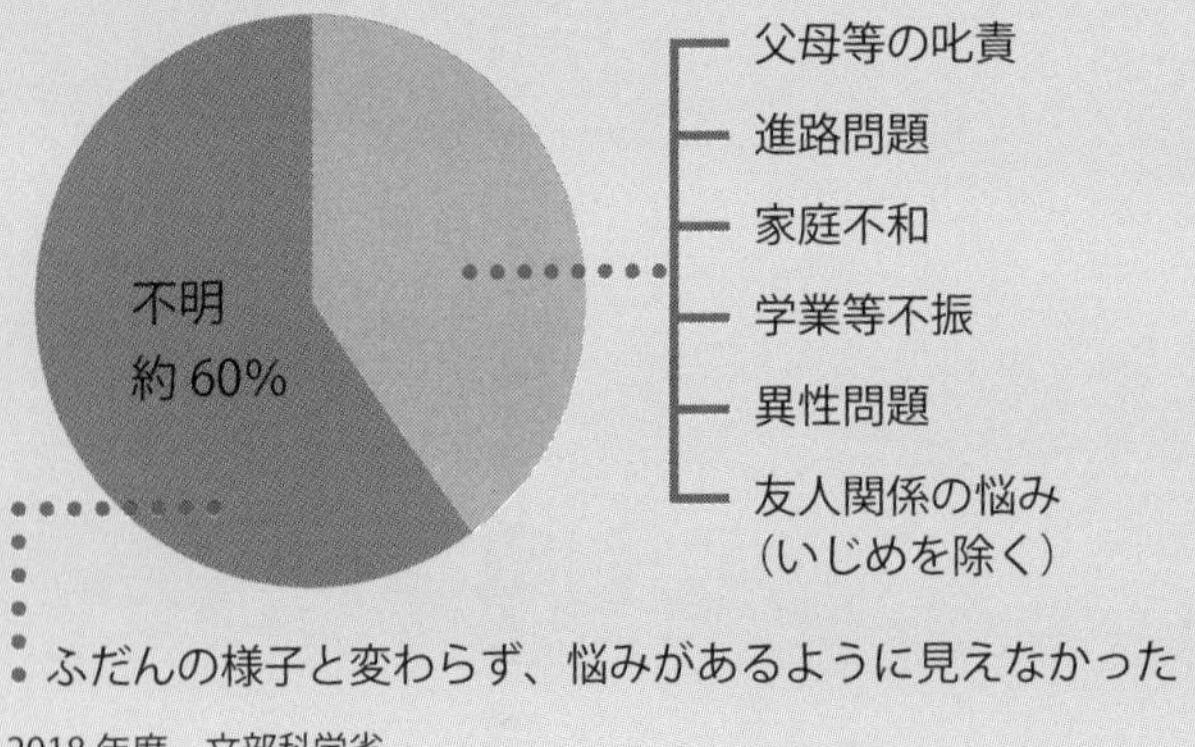
不明
約60%
父母等の叱責
進路問題
家庭不和
学業等不振
異性問題
友人関係の悩み（いじめを除く）
ふだんの様子と変わらず、悩みがあるように見えなかった

2018年度　文部科学省

5 大人が心がけたい八つのこと

これ以上、子どもに空気を読ませすぎないことと

子どもの心身を健康に育むことは、大人の責任です。

今日から始められることを、具体的に見ていきましょう。

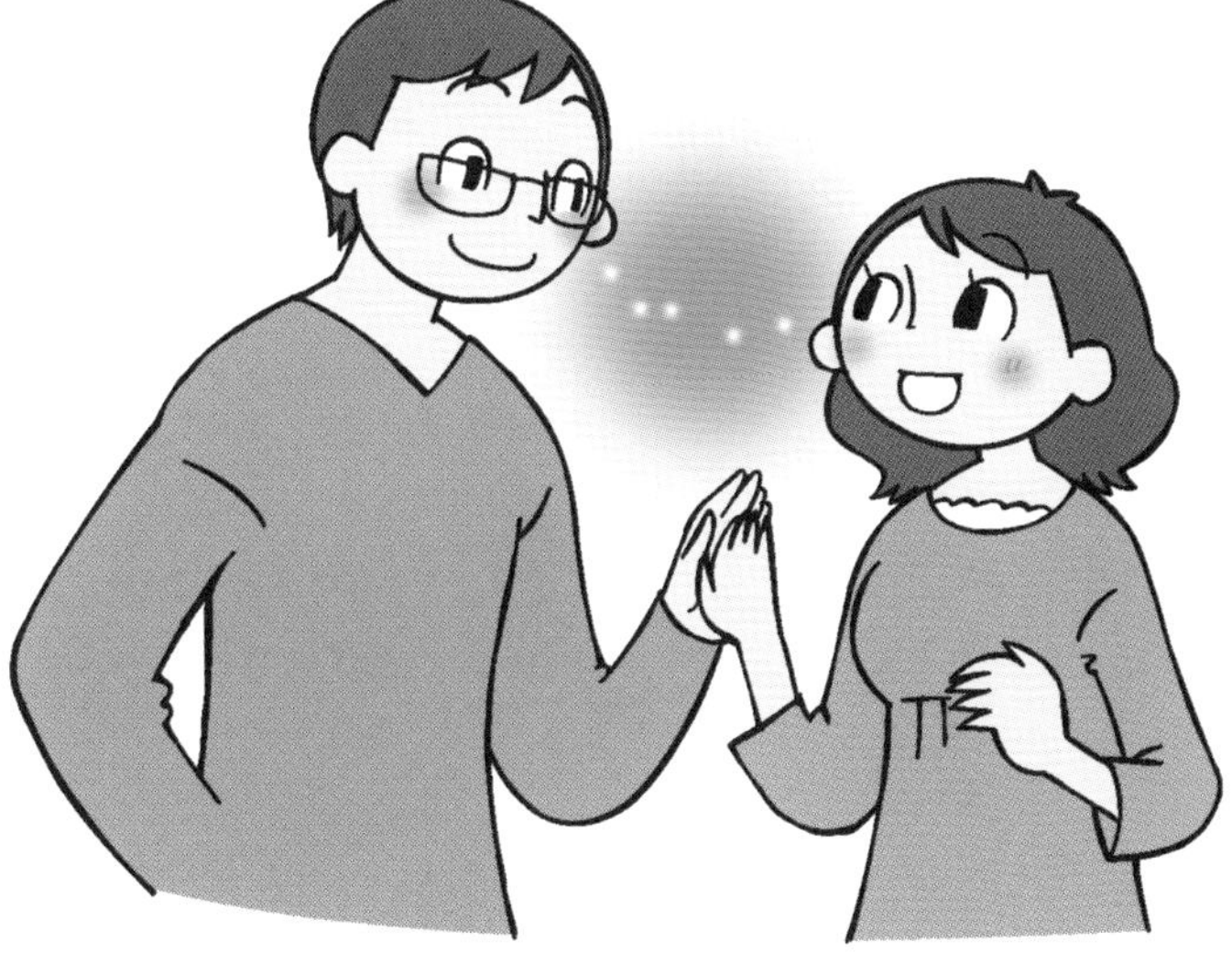

1 子どもの自己肯定感を高める

空気を読みすぎてしまうのは、自分に自信がないから。自己肯定感が低いからです。小さくても達成感を得る経験をすると、自信がもてるようになり、自己肯定感が高まっていきます。

親は子どもを肯定的にとらえる

期待が大きすぎて、「○○ができないなんて」「もっと○○させなくては」などと考えていないでしょうか。それは否定的なとらえ方です。子どもを肯定的にとらえましょう。主体性を尊重し、個性を認めて受け入れることです。

子どもの話をていねいに聞くことから始めましょう。努力をほめることは、自信につながります。自信は大人が与えるものではなく、子ども自身が感じることです。

大人ができるのは成功体験の機会を増やすこと。子どもの好きな分野や得意な分野なら成功体験が得やすくなります。得意なことや好きなことを増やしましょう。

基礎は客観的な評価

自己肯定感は、自分を客観的に評価できることが土台となります。自己評価は体験や成長、そして周囲の人からの評価をとりこんで、変化します。周囲とは、親、先生、友だちなど。特に親からの働きかけは重要なファクターになります。

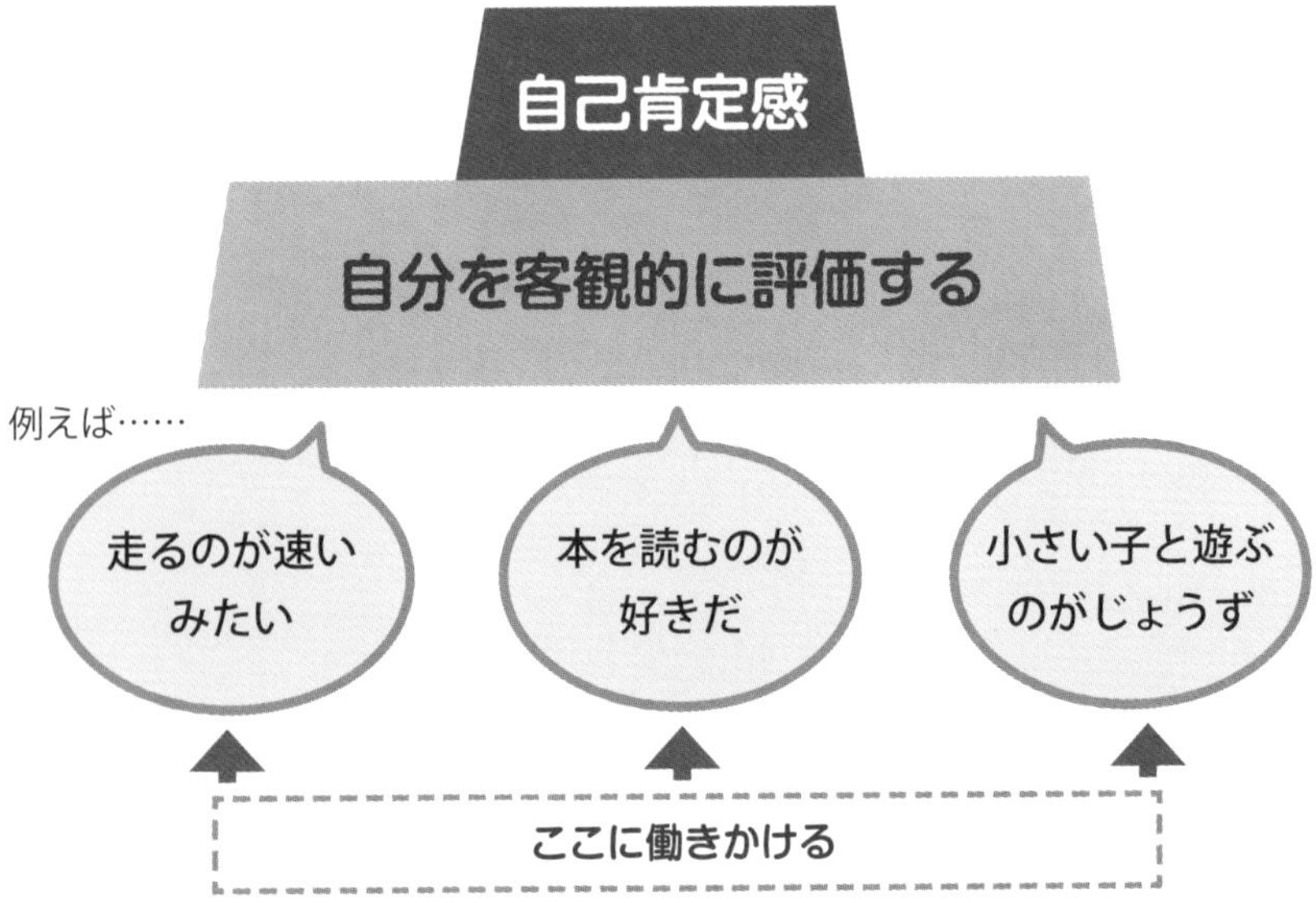
自己肯定感
自分を客観的に評価する
例えば……
走るのが速いみたい
本を読むのが好きだ
小さい子と遊ぶのがじょうず
ここに働きかける

子どもといっしょに、好きなこと、得意なことを見つけよう

日ごろ心がけたいこと

日常的には、実現可能な目標を設定して、できたらほめます。達成感のつみ重ねで自己肯定感は高まっていきます。できなくても努力をほめ、次回はハードルを下げます。

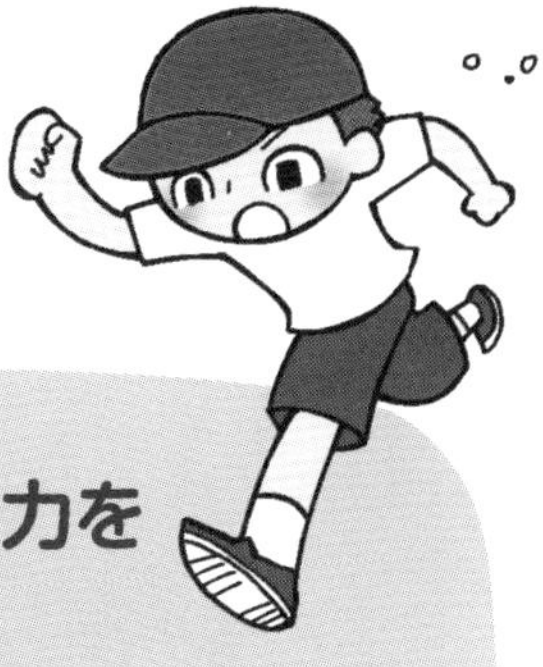

運動会では競技が終わってからも「がんばったね」などとほめよう

小さな達成感を尊重する

達成感を感じさせましょう。大人から見たらたいしたことではないと思っても、子どもが「できた」と思えれば、それで十分です。

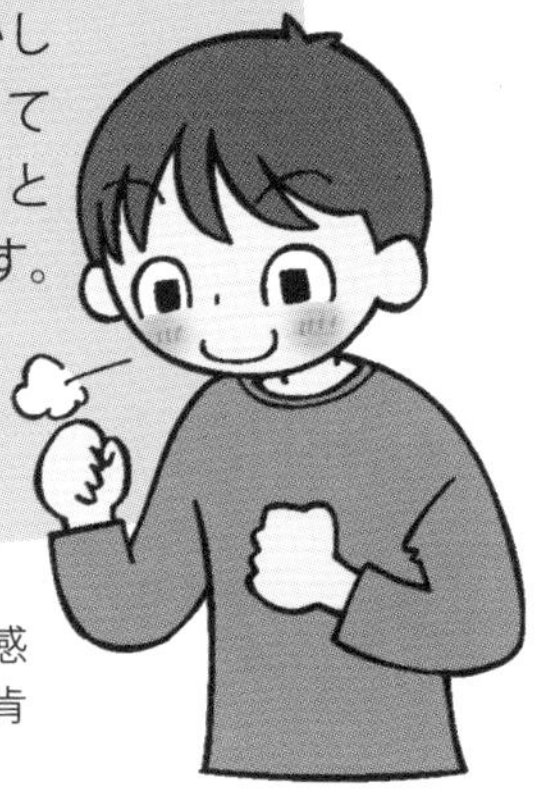

「やった！」という達成感が自信に、そして自己肯定感につながる

結果より努力をほめる

子どもはほめて育てようといわれます。しかし、ほめ方が肝心。できたときだけほめたり、「〇〇できればすごいよ」などと条件をつけたりしていませんか。

結果よりも努力をほめます。口先だけでほめても、子どもは感じ取ります。子どもを肯定的に受けとめることが前提です。

ただし ほめるだけではダメ

なんでもかんでもほめればいいということではありません。ときには叱る必要もあります（→P 92）。

アドバイス

失敗したら チェンジする勇気を

失敗したときには、頭ごなしに叱るのではなく、失敗の原因を考えて、やり方を修正すればいいでしょう。一度決めたことは「決まりだから」「根性でやれ」などと精神論になりやすいのですが、チェンジする勇気が必要です。変えるほうがよりうまくいきそうなら、積極的に変えましょう。

2 「教育虐待」になっていないか、見直す

虐待という言葉が強いので、大人は自分が教育虐待をしているとは考えないでしょう。教育虐待は心理的虐待の一タイプです。過度の教育行為は子どもを傷つけるもので、有害なものだからです。

大人は気づきにくい

教育虐待になっていないか、やらせている大人は気づきにくいでしょう。親は子どものためにやっているからです。また、親だけでなく、学校の先生や保育士、部活のコーチ、塾の先生も同様です。

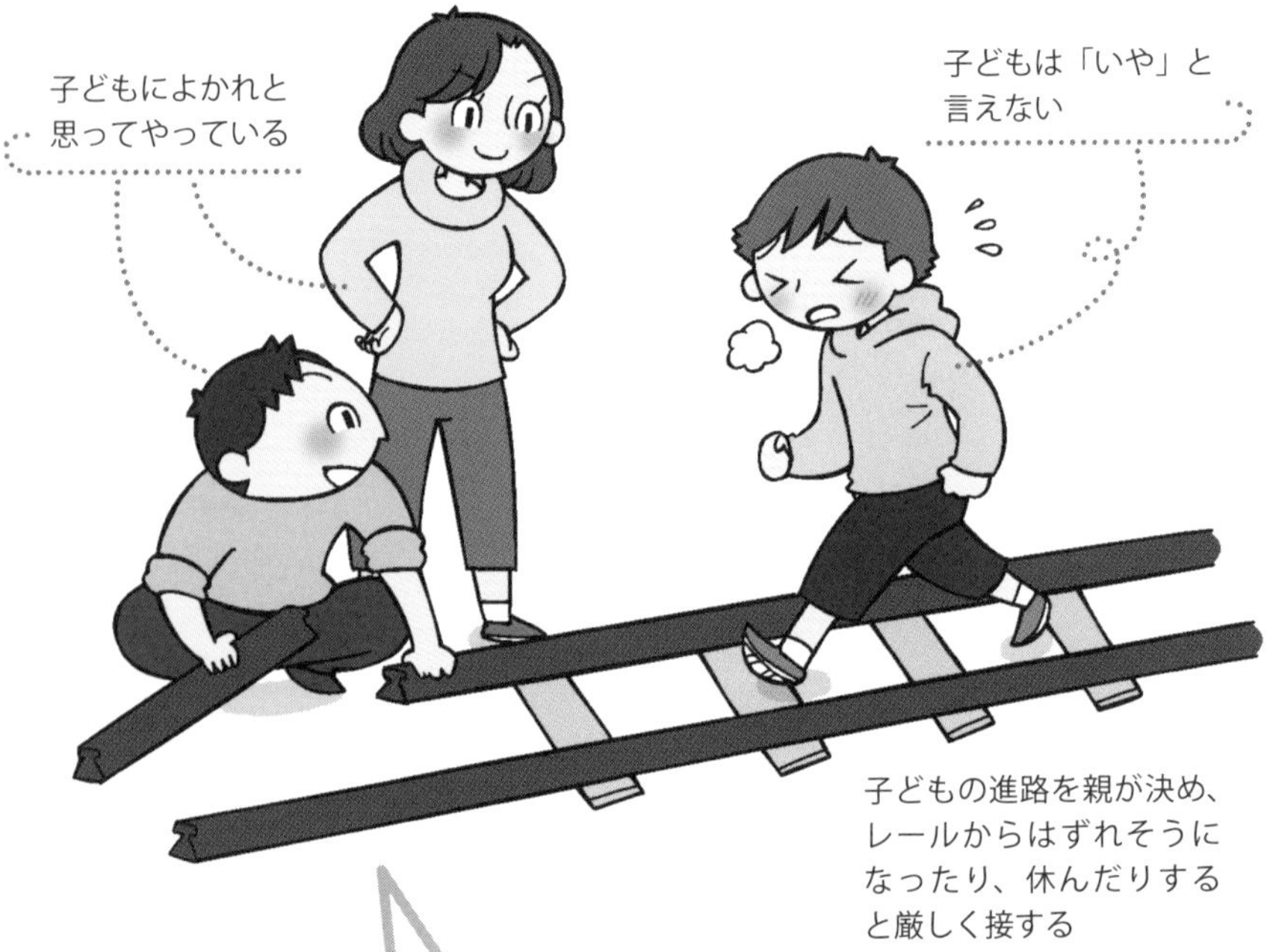
子どもによかれと思ってやっている
子どもは「いや」と言えない
子どもの進路を親が決め、レールからはずれそうになったり、休んだりすると厳しく接する

教育虐待に走りやすい家庭の特徴

教育虐待に走りやすい家庭には共通の特徴があります。ひとつの家庭が複数もっていることもあります。

1. 両親が高学歴で社会的地位が高い
2. 親に経済的事情等で進学をあきらめた経験がある
3. 育児をするために母親がやりがいのある仕事をやめた
4. 子どもの成績は母親の責任だという父親とその親族からの重圧がある
5. 母親は過度に教育熱心、父親は無関心
6. 母親（父親）の教育虐待に反論できない父親（母親）
7. 親自身が自分のきょうだいに学歴コンプレックスがある

「教育虐待かも」と意識することから

無理をしていないか子どもに聞いても、「平気だよ」と答えたり、黙っていたりします。空気を読んで、本音を言えないのかもしれません。ただ、答えないときはノーの意味のことが多いです。

教育の押しつけは教育虐待で、自分が該当しないかと意識するだけでも、違ってくるはずです。

また、発達障害のある子どもへの教育虐待も懸念されます。適切な対応で困難は軽減されますが、特性は生来のものです。無理をさせていないか、チック（→P69）などの様子も目安になります。

見直したいこと

教育虐待は受験勉強だけでなく、幼児への早期教育や英才教育にもいえることです。教育虐待になっていないか意識しながら、子どもへの日ごろの接し方を見直しましょう。

子どもが疲れていないか

表情や言動に注意します。疲れがたまっていると、食欲や睡眠も変化します。

休みをとれているか

１週間に１日は休ませましょう。休みのとり方がわからなくてゲームや動画ということにならないよう、早い時期からいっぱい遊ばせることが大切です。

アドバイスに耳を傾けているか

周りの人から「無理させてない？」などと言われたら、頭から否定せず、考えてみましょう。

すぐに怒っていないか

成績が下がったり、予定の課題をやっていなかったりすると、怒りを爆発させていませんか。罵倒は言葉による心理的虐待です。

ネットの情報をうのみにしていないか

ネット上の教育情報には商業サービスが多くあります。親の不安をあおってサービスを売りつけるものではないかという目で見てみます。

受験の成功は、野球でいえば初回にシングルヒットを打ったようなもの

受験を強いていないか

受験に成功したからといって、将来を約束されたわけではありません。人生には学校の成績以外の力が必要です。

3 不安や恐怖を安心感に変える

家でも学校でも空気を読まなくてはならず、子どもたちは「これでいいのか」と不安や恐怖におびえ、常に緊張状態におかれています。安全で安心できる心の居場所を用意しましょう。

余裕をもって子どもを受け入れる

外で冒険しても安心して帰れる場所、それが心の居場所です。子どもを受け入れ、守ってくれる人のいる場所です。

居場所の第一は家です。子どもは家の空気を読み、親に愛されたいと努力しています。子どもを質問責めにしたり無視したりせず、肯定的に話を聞き、余裕をもって受け入れましょう。

話を聞く

子どもに安心感を与えるには、まず、子どもの話を傾聴することです。話を聞くことに徹して、よい聞き手になりましょう。

「ながら聞き」禁止 忙しくても作業の手を止め、子どもの顔を見て聞く。「あとで」と言うのなら、必ずあとで時間をとる	**プライバシーを守る** 話の内容によっては、子どもの秘密を守る約束をする
適切な距離で 圧迫感を与えない距離をとり、リラックスさせる	**意見をおしつけない** 話を聞いてほしいだけのことが多い。意見をおしつけずに聞くことを心がけよう
次々に質問しない 質問責めにしない。子どもは尋問されているような気持ちになることもある	**過剰に反応しない** 「そうなんだ」などと共感しながら淡々と聞く。大人が落ち着いていないと、子どもは動揺する

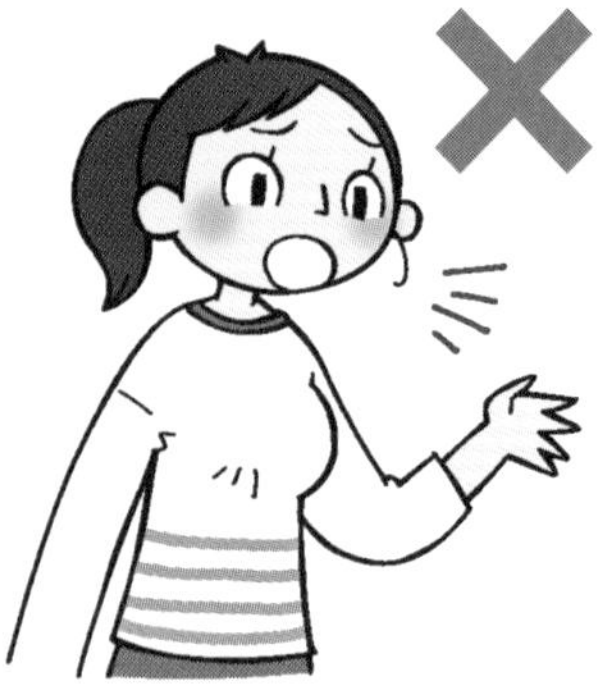

「どうするの」「どうなの」と矢継ぎ早に質問すると、問い詰められていると感じさせる

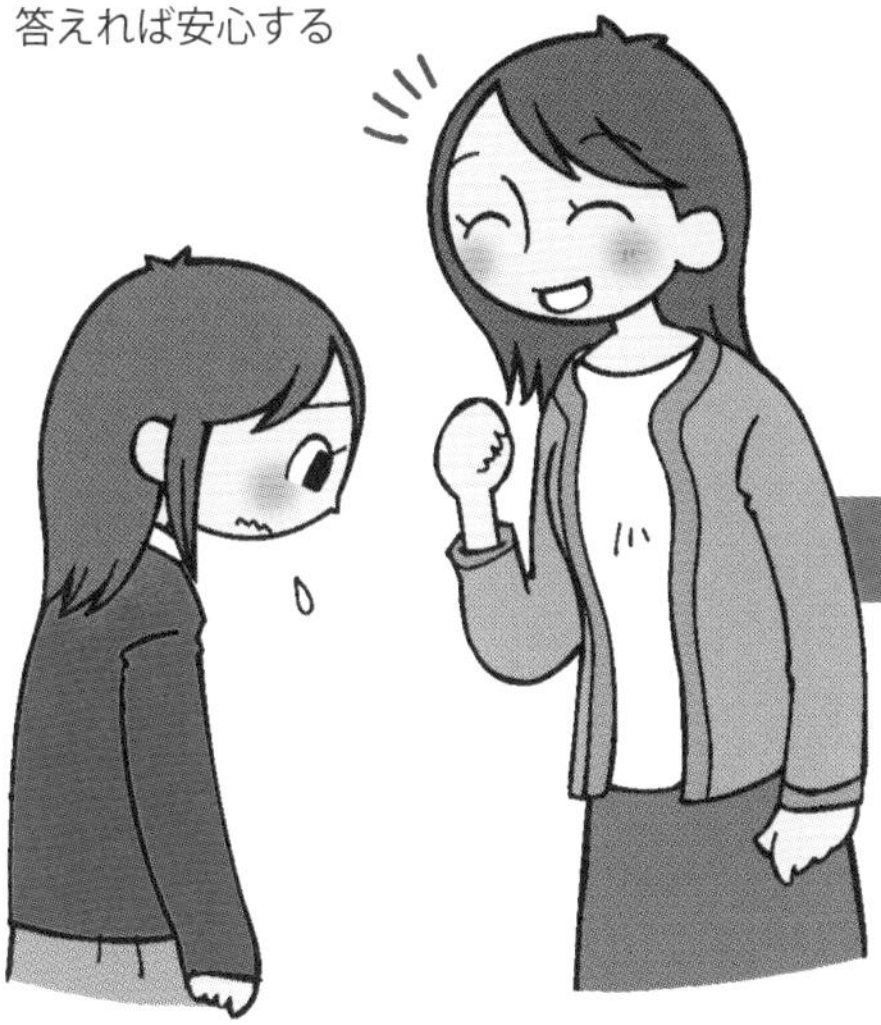

笑顔でゆったりと
答えれば安心する

安心感を与える

子どもによっては、不安や恐怖がたいへん強いことがあります。子どもの訴えに過剰反応にならないよう、大人は余裕をもって応じましょう。無視したり、「なに言ってるの」などと叱ったりしないように。

「だいじょうぶだよ」のひと言でOK

だいじょうぶのひと言でいいです。子どもは、不安でがまんしきれなくて聞くので、端的な答えのほうが安心します。

さりげないスキンシップを

発生学的に、皮膚と脳は同じ組織からつくられます。皮膚への刺激が脳に伝わるので、やさしいスキンシップが気持ちを落ち着かせます。

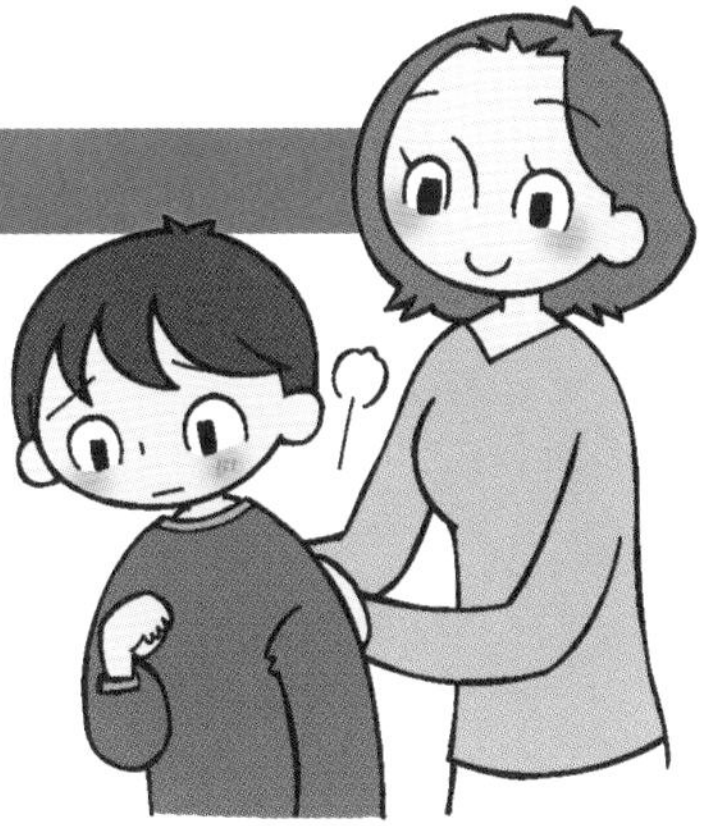

（服の上から）背中にそっと
手をあててもいい

ハグ

握手

ハイタッチ

スキンシップの方法も
年齢や状況に合わせて

幼児期のスキンシップが不足しがちな現代

現代はスキンシップが不足しがちです。おんぶやだっこをせずベビーカーで移動するようになったのも、ひとつの現れです。

心配なのはスマホ使用です。赤ちゃんが泣いたらスマホを子守り代わりにしたり、親がスマホに没頭したりして、スキンシップが足りません。だっこしてあやすほうがいいのです。

泣いている子を容認できない社会にも問題があります。

4 一〇歳までに自他への信頼感を育てる

八歳から一〇歳は学校にも慣れ、落ち着いてくる時期だと思いがちですが、じつは自己が確立し、信頼感が固定する時期です。このころまでに、子どもの信頼感をしっかり育てましょう。

信頼感の育ち

10 歳ごろに自己が確立します。人間性や、ものの考え方が固まってくる時期ですから、それまでに自他への信頼感を育てることを意識します。大人が子どもを信じることが、子どもの信頼感を育てるのに欠かせません。

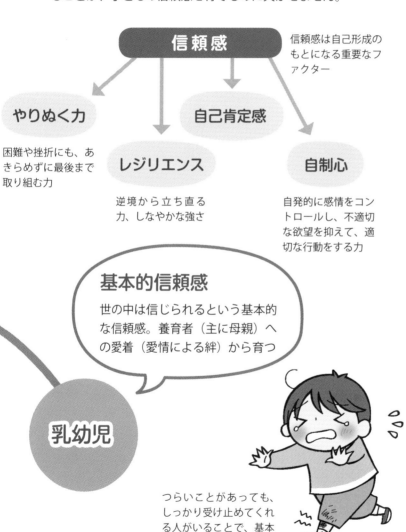

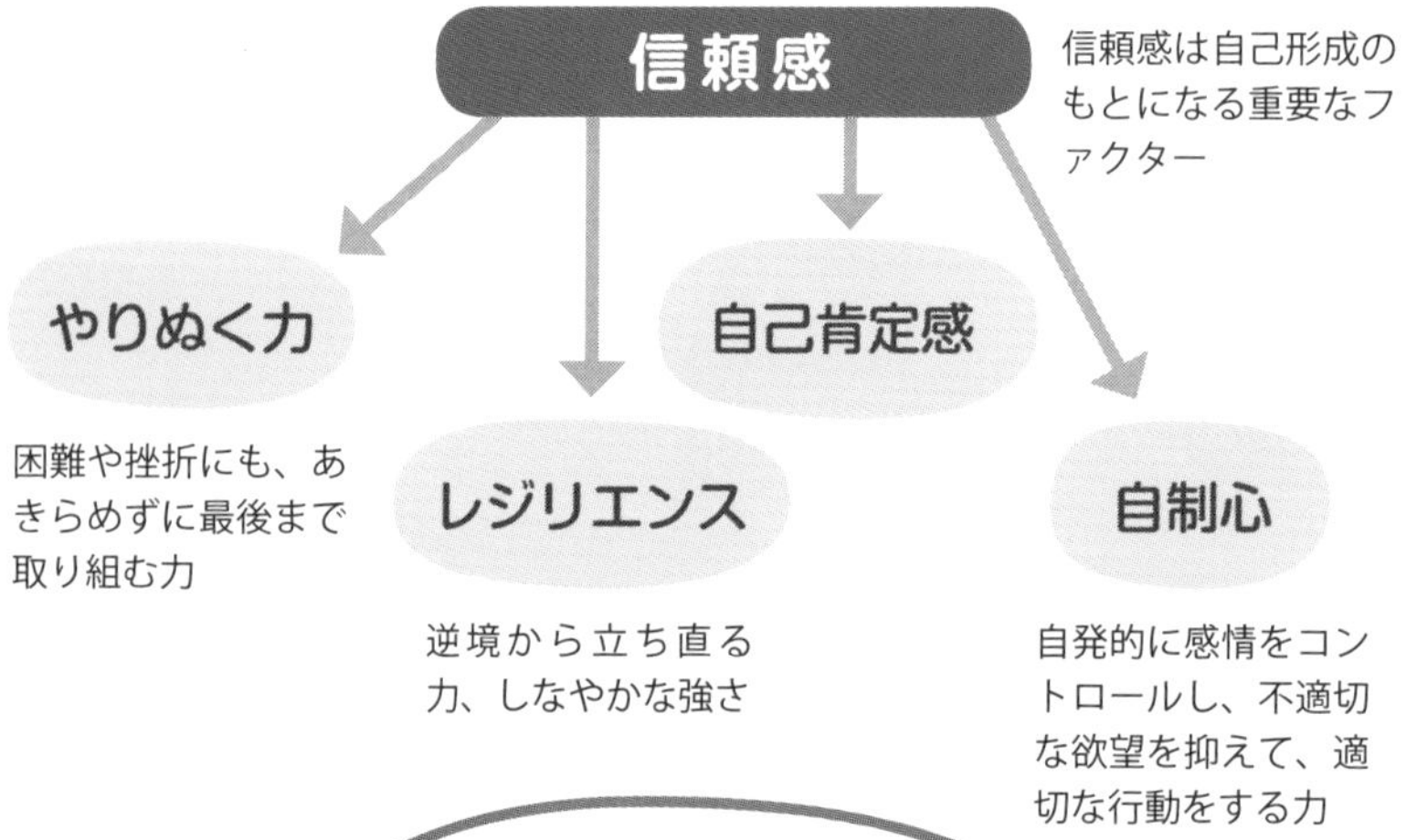

信頼感
信頼感は自己形成のもとになる重要なファクター
やりぬく力
困難や挫折にも、あきらめずに最後まで取り組む力
レジリエンス
逆境から立ち直る力、しなやかな強さ
自己肯定感
自制心
自発的に感情をコントロールし、不適切な欲望を抑えて、適切な行動をする力

基本的信頼感

世の中は信じられるという基本的な信頼感。養育者（主に母親）への愛着（愛情による絆）から育つ

乳幼児

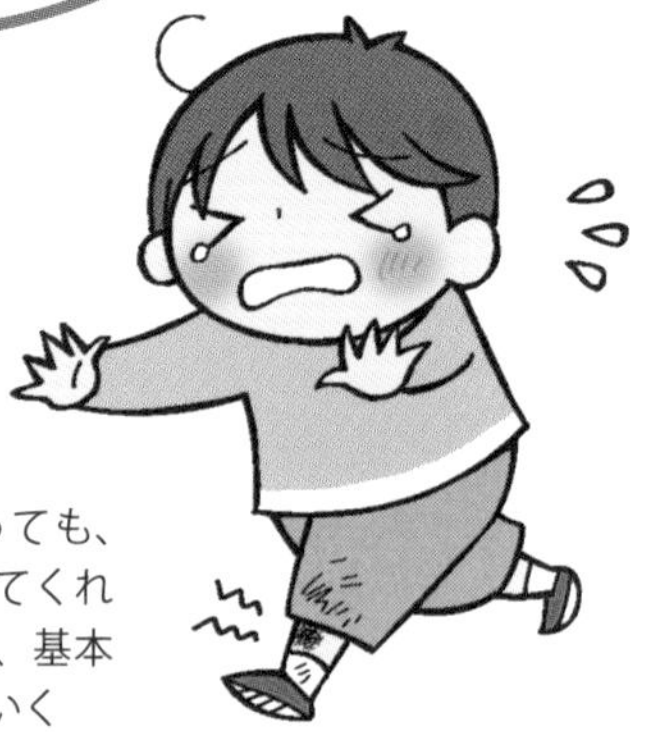

つらいことがあっても、しっかり受け止めてくれる人がいることで、基本的信頼感が育っていく

自他を信頼できるか
どうかが固まる

10歳ごろ

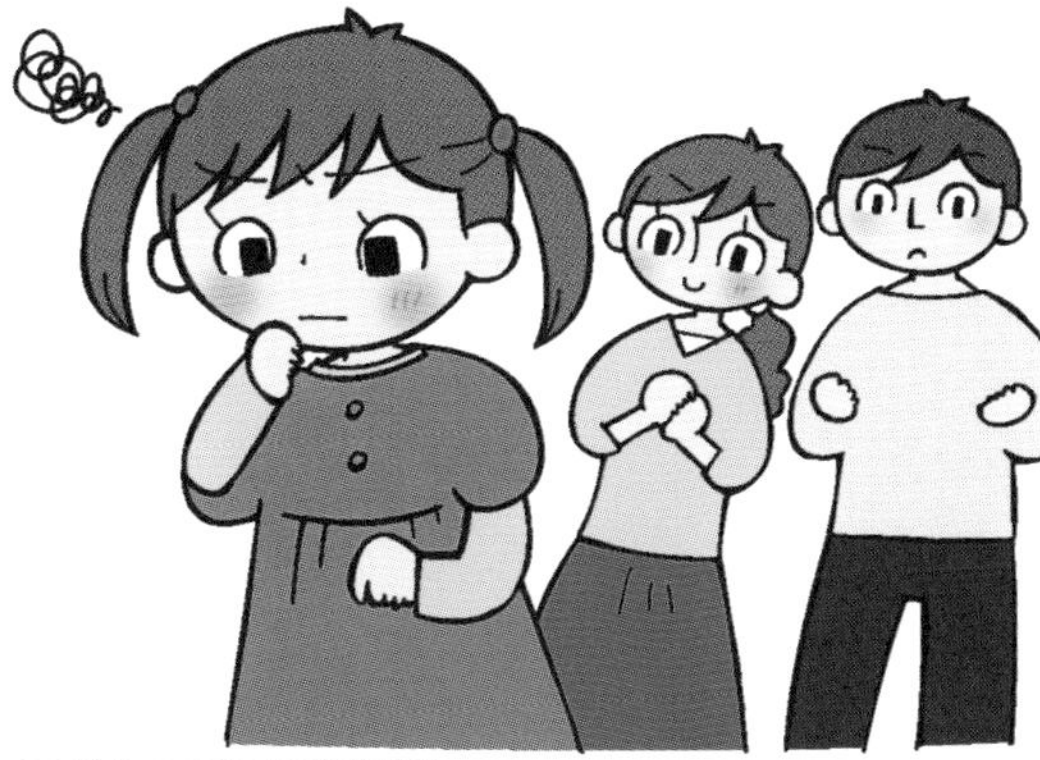

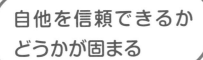

子どもの悩みは親が解決するのではなく、子ども自身が解決する力を育てる

自己を
意識できる

5歳ごろ

**子どもを守り支えるという
メッセージを送りつづける**

安心して居場所に帰れるように、いつも子どもを守っているし、支えているというメッセージを送りつづけます。一貫していることが大切です。

信頼感をしっかり育てる

信頼感は生まれたときから育ちはじめ、一〇歳ごろには固まってきます。自己が確立する時期で、親からは反抗的にみえることもあります。しかし頭から否定せず、子どもを肯定的にとらえ、話を傾聴します。子どもに「相談してもムダ」「どうせわかってくれない」などと思わせないでください。

子どもの「伸びる力」を信じて

子どもには「伸びる力」があります。学業ではなく、生きていくための資質や人間性が伸びる力です。信頼感が土台になります。

子どもに選択肢を示して選ばせ、その選択を信頼します。先回りをしていろいろ決めるのはやめましょう。子どもの夢や希望は大人が設定するのではなく、本人が見つけていくものです。

5 「うそ」「いたずら」で追い詰めない

うそやいたずらを見つけたら、つい怒りたくなるでしょう。ただ、内容によっては、大目に見てもいいかもしれません。なぜそのようなことをしたのかを、まず考えてみましょう。

最初から否定しない

「うそやいたずらは悪いことだ！」と子どもを追い詰めるほど怒るのは、よい方法とはいえません。退路を断たないようにします。内容によっては大目に見ることも必要です。

うそ

いたずら

なぜそのようなことをしたのか、考えてみる

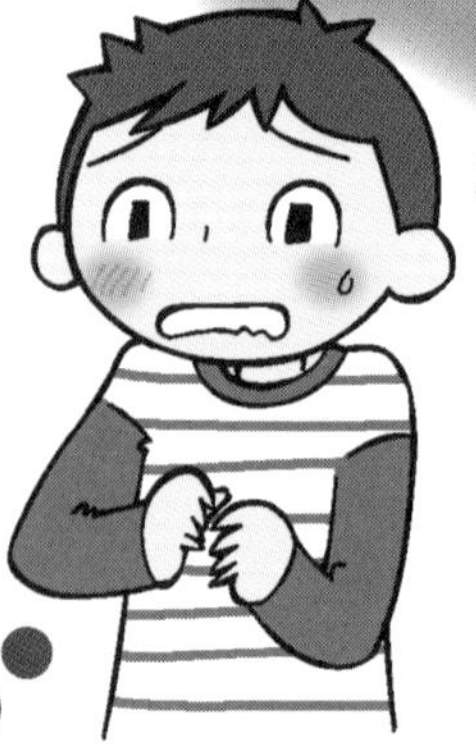

じつは大事

大人から見ると「いたずら」でも、子どもにとっては好奇心からの探求。自主性や創造性などに結びつくこともあります。

やってはいけないことはしっかり教える

子どもだけでの火遊びや刃物を使う危険行為、いじめなど人に危害を加えることは禁止します。昆虫や魚類の解剖は許容範囲ですが、他人が飼育している場合はダメだと教えます。

うそに本音を隠していないか

- 親を悲しませたくない
- 親のきげんをとりたい
- 怒られたくない
- 注目してほしい

大目に見る

大人がすぐに見抜けるような、罪のないうそは大目に見よう

追い詰めない

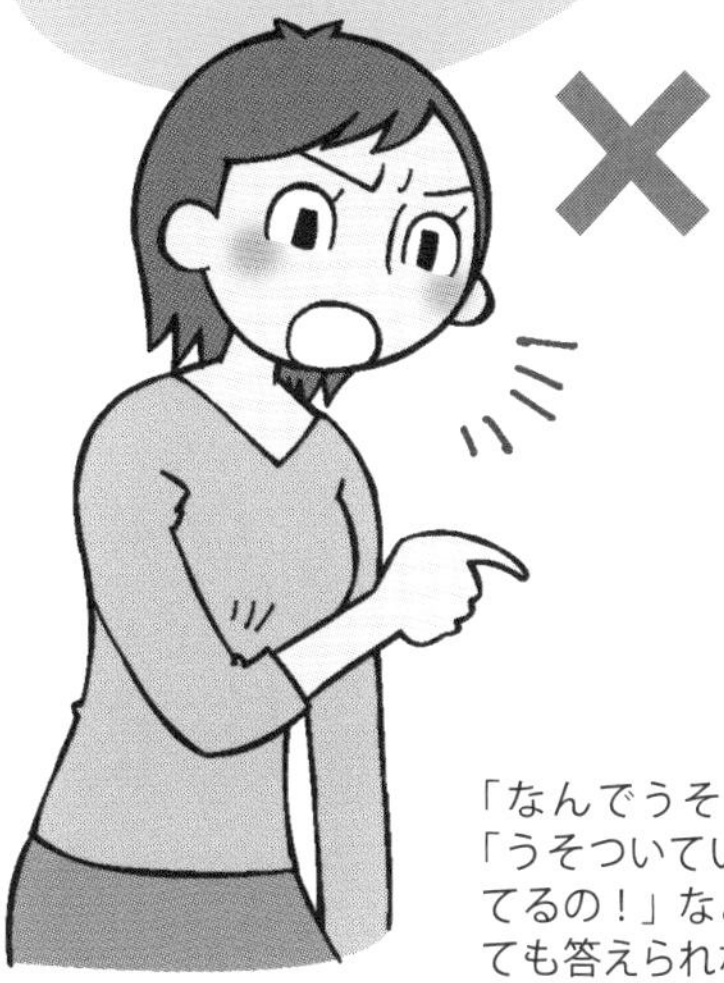

「なんでうそつくの！」「うそついていいと思ってるの！」などと詰問しても答えられない

ときには爆発もOK

おとなしい子はストレスをためこみがち。ときどき小出しにさせないと、いずれ大きく爆発しかねません。

厳しすぎなかったか考えてみる

怒られるのがこわいと本当のことが言えず、うそをついてしまいます。日ごろの接し方が厳しすぎませんか。

冷静に伝える

うそをついてもなんの解決にもならない、うそをつかれて悲しいなどと、冷静に伝えます。

退路を断たない

詰問調や問答無用の怒り方は避けます。片方が厳しく、片方が大目に見るなど、両親で役割分担するのも一法です。

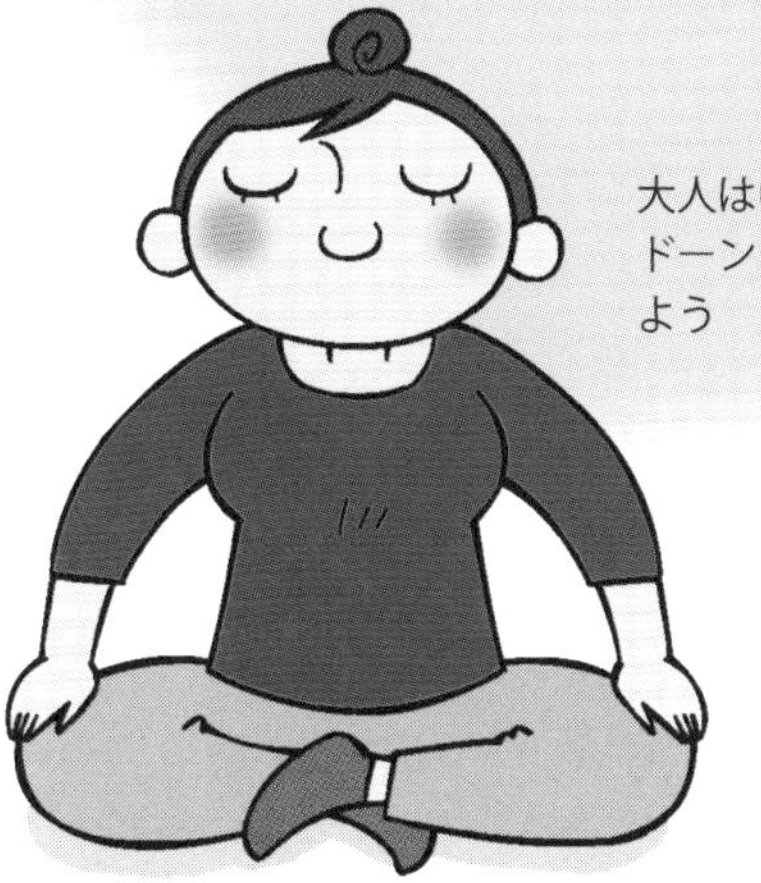

大人はゆったりドーンとかまえよう

うそやいたずらは心のSOSかも

うそやいたずらは、大人から見ると困った行為ですが、やみくもに叱責しないほうがいいでしょう。うそは、対人関係を身につけていくうえで、おぼえていくものです。いたずらは好奇心からの探求であることがほとんどです。

心のSOSの場合もあります。ストレスを抱え込んでいないかという目で見てみます。

6 叱るのは、短く・少なく・比べずに

ほめて育てよう、少々のことは大目に見ようといっても、ときにはきっちり叱ることも大切です。ただ、叱り方によっては、子どもを傷つけてしまうことも。叱り方には三つのポイントがあります。

大事に思っていると感じさせる

じょうずに叱るのは難しいものです。まず、「叱る」と「怒る」は別のことだと認識します。大人の気持ちを落ち着かせるためではなく、子どもの成長のために叱るのです。子どもも「自分を認め、大事に思っているから叱るんだ」と感じられれば、叱られた内容を素直に受け取るでしょう。

次に同じことで叱らないような工夫も必要です。例えば「片づけなさい」と叱ったら、収納場所を決めるなど、環境調整します。

避けたい叱り方

下記のような叱り方は避けましょう。子どもを傷つけ、自己肯定感を下げてしまいます。

×

感情的に怒る

叱ると怒るは別のもの

大声で罵倒する

言葉の暴力になる

クドクド言う

聞いているのがつらくなる

人前で叱る

プライドを傷つける

つい叱りたくなるこんなときどうする？

①勉強しない

「勉強しなさい」と叱るのはまったく意味がありません。親に嫌悪感をもつことさえあります。

子どものことから少し離れ、親は達成感のある暮らしをしましょう。楽しく充実した毎日を過ごしている姿を見せます。温かい家の空気で子どもは落ち着き、やるべきことを始めるでしょう。

親には心の余裕が生まれるので、子どものよい点が見えてくるはずです。子どもなりの努力に気づいたら、ほめましょう。

また、勉強のしかたや時間の使い方を具体的にアドバイスすると、有効なこともあります。

叱り方のポイント

じょうずな叱り方には３つのポイントがあります。叱るときには、ぜひ意識しましょう。

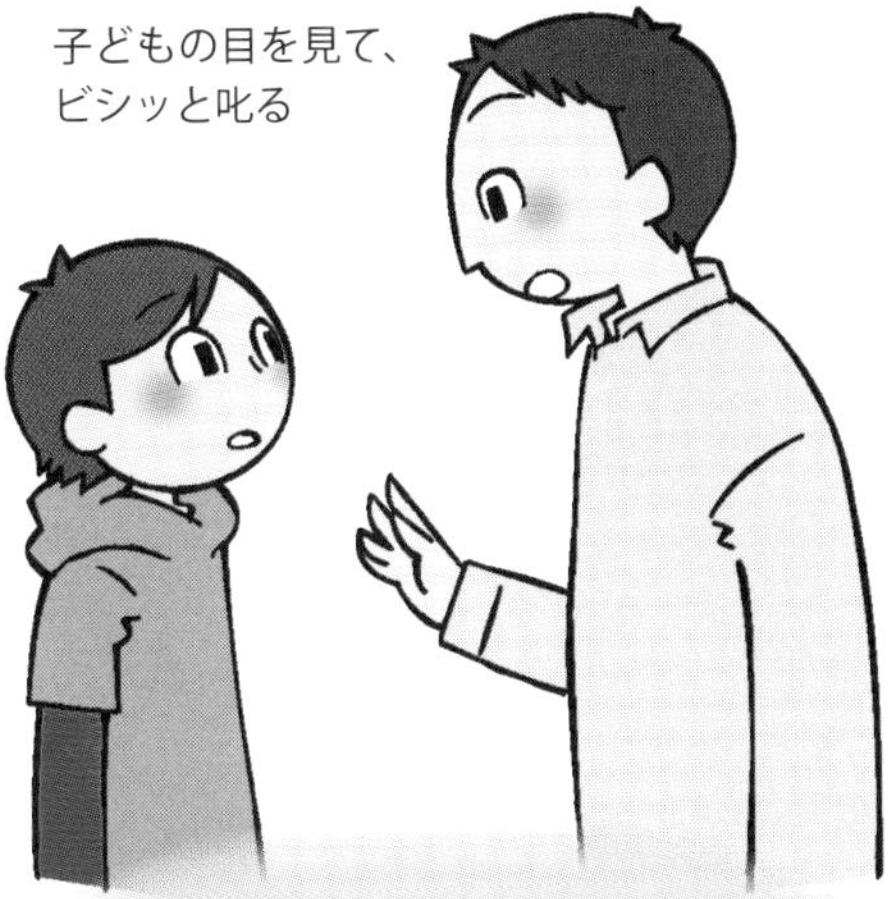

子どもの目を見て、ビシッと叱る

短く

わかりやすい言葉で端的に言います。クドクド言うのは逆効果です。過去のことまで持ち出すのはやめましょう。

少なく

叱る回数は少ないほうが、叱られる重大さがわかります。優先順位の高いものから３つ程度のルールを決めて守らせます。禁止事項が多いところには、居場所がなくなります。

比べない

ほかの子、きょうだい、親が子どもだったときの自分などと比べて叱るのはよくありません。子どもは「どうせ私なんて」と、自分を否定します。

②公共の場で騒ぐ

例えば電車の中で大声で騒いでいるときに「車掌さんに怒られるよ」という叱り方は、本人のためになりません。

「電車の中では小さな声で話しなさい」と正しい行動を示してください。次に注意するときは「静かに」と短く言って、自分で判断できるように促します。

③いじめの加害者かも

まず、家庭を見直します。加害者になる子は、教育虐待のような大きなストレスを抱えていることが往々にしてあるからです。子どもを責めたりせず、家族の問題として話しあいます。子どもの気持ちを聞き、親子間の信頼感を回復させたうえで、いじめは絶対にいけないことと説得します。家族だけで抱え込まず、学校や専門家に相談するほうがいいでしょう。

いじめの傍観者も加害者です。傍観しているだけと看過せず、解決に向けた行動をします。

7 大人が自分の自己肯定感を高める

子どもたちは、大人が思っているよりもずっと、空気を読んで自分を抑えています。子どもたちが自信をなくし、自己肯定感を下げないようにするには、大人が自己肯定感を高めることが必須です。

互いに感謝する

子どもの自己肯定感には、大人の自己肯定感が影響します。夫婦間で互いにほめあいましょう。難しければ、「ありがとう」のひと言を。特に母親の影響が大きいので、父親は母親をサポートすることが大切です。

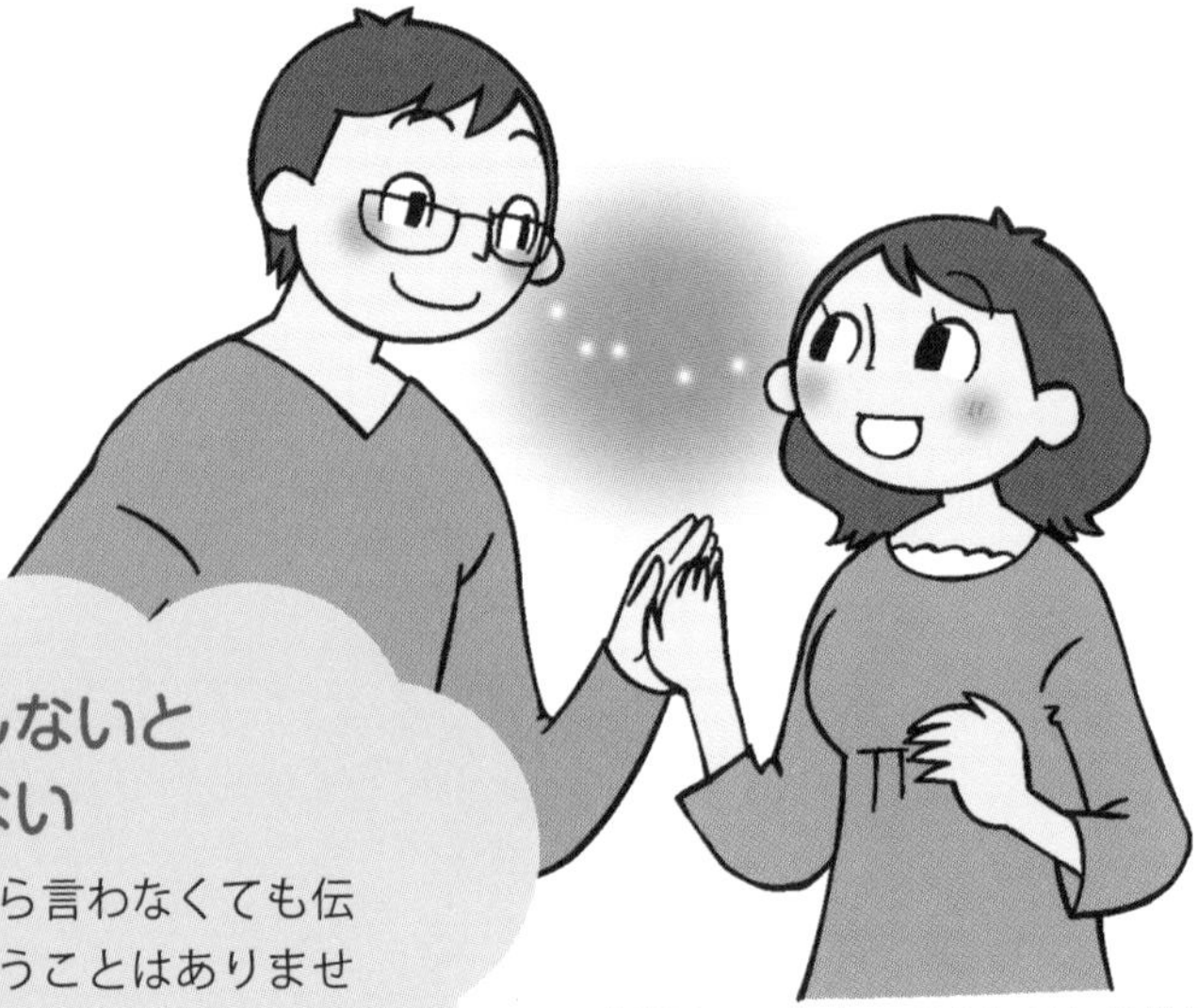

「リモコンをとってくれてありがとう」「おいしいお茶だ、ありがとう」など、小さなことにも感謝の言葉を

言葉にしないと伝わらない

夫婦だから言わなくても伝わる、ということはありません。言葉にしましょう。

大人だってほめてもらいたい

大人も、自己肯定感を高める手段は子どもと同じ。成功体験をして達成感を得ることと、努力をほめられることです（↓P82）。

大人どうしでほめあいましょう。互いを肯定的に見ます。相手の良いところを認めましょう。

ほめることに慣れていないと照れ臭くて、なかなかできないかもしれません。まず「ありがとう」と言うことから始めましょう。言われたほうは、人の役に立った、感謝されたということで、達成感が得られます。こんな簡単なことで、相手に達成感を与えることができるし、言った自分も気持ちがよくなるはずです。

自分をほめる

自分を肯定的に見ることができないと、人を肯定的に見ることはできません。ありのままの自分を受け入れ、自分のいいところや努力を自分でほめましょう。

欠点があってＯＫと思う

完璧主義になっていないでしょうか。人は誰でも欠点があるものです。100 点満点の人などはいません。

いい親でなくてＯＫと思う

いい親とはどんな親か、決めているのは自分です。そのイメージの親にならなくて全然かまいません。

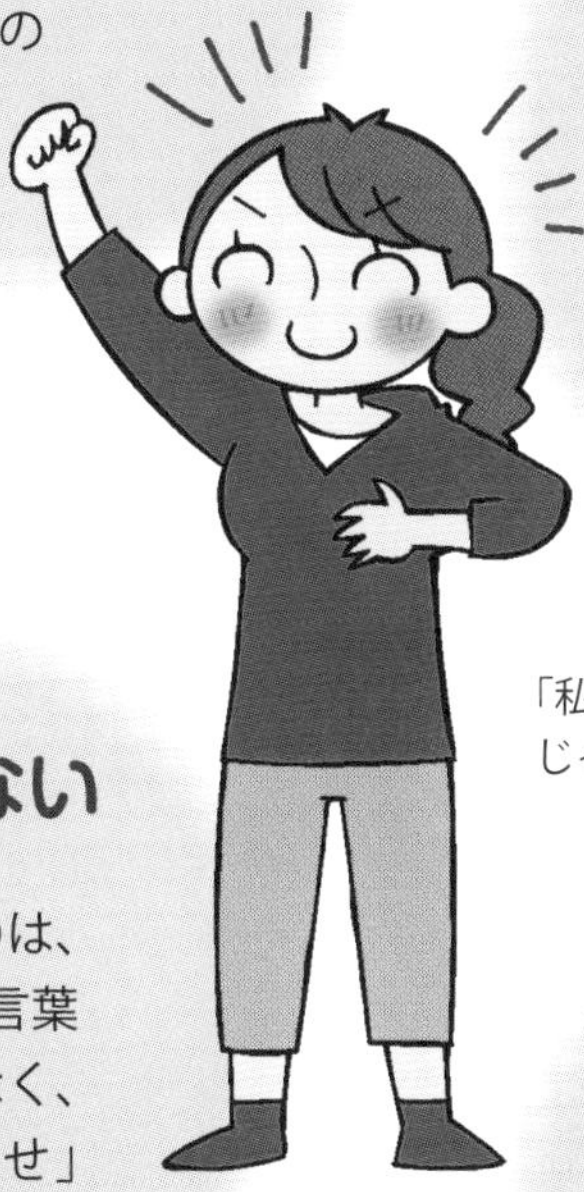

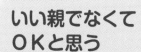

「私ってえらい！」「けっこうできるじゃないの！」と自分をほめよう

「どうせ」と思わない

「どうせ」のあとに続くのは、自分を否定する投げやりな言葉です。自分に対してだけでなく、子どもに対しても、「どうせ」と思わないようにしましょう。

自分にごほうびをあげる

「いつもがんばっているね」と努力を認め、自分にごほうびを。好きなものを買ったり、行きたかったところへ行くなど、自分をねぎらいましょう。

8 「睡食住」は子どもの事情を優先する

空気を読みすぎて自信をなくし、不安をかかえて生きている子どもたち。安心できる温かな空気で包んであげたいものです。睡眠、食事、居場所をしっかり確保することが欠かせません。

大人の生活習慣が乱れている

社会全体が忙しくなり、大人の睡眠や食事といった生活習慣が乱れ、子どもたちは大人の生活にふりまわされています。睡眠時間は足りず、食事は内容もとり方も問題です。居場所がないという子どもたちも多く、この三つを合わせれば「睡食住」の問題ととらえることができるでしょう。

睡食住は生活の要で、子どもたちの成長の土台です。大人の都合に合わせるのではなく、子どもの事情を優先するように、大人の生活習慣を見直します。子どもの心も体も健康に育みましょう。

睡食住の見直しを

子どもの事情を優先するために、なにをすればいいのでしょうか。

睡

日本の子どもは世界一睡眠時間が短いというデータがあります。大人も短いので、家族全員が睡眠をしっかりとることを考えます。

食

孤食をさせない工夫を。朝食だけ、せめて休日だけでも家族でいっしょに食卓を囲みましょう。

住

家が心の居場所になるように。大人にも心の居場所は必要です。安心してリラックスできる場所をつくりましょう。

必要な睡眠時間（5～13歳）

5歳	11時間
7歳	10時間30分
9歳	10時間
11歳	9時間30分
13歳	9時間15分

ネルソン小児科学テキストより改編

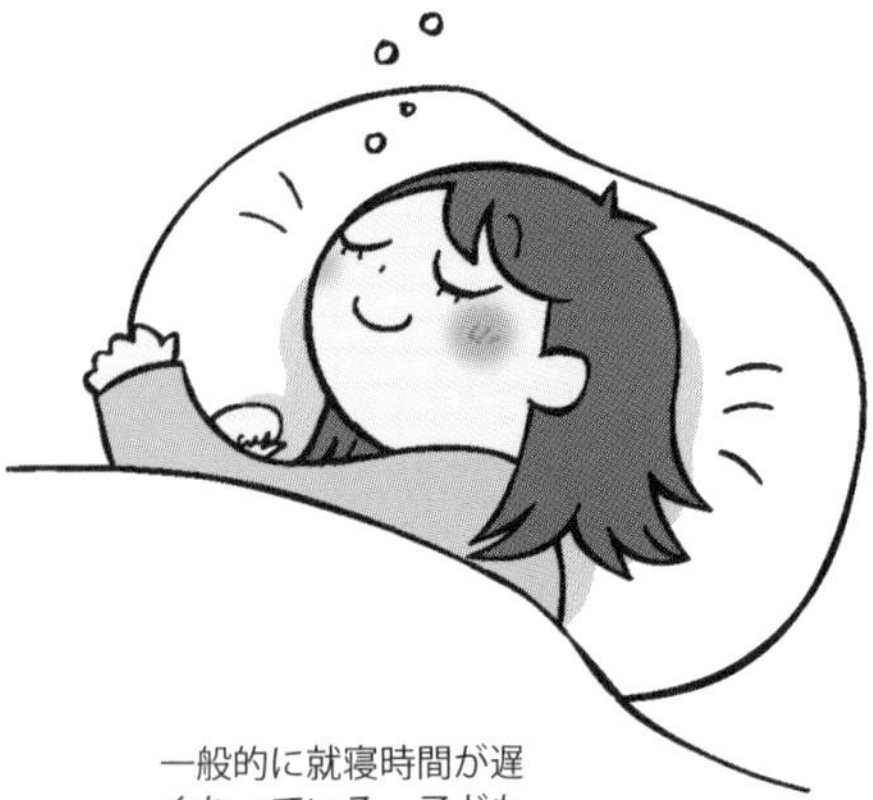

一般的に就寝時間が遅くなっている。子どもは早く寝かせよう

家族で食卓を囲もう

食卓はコミュニケーションの場であり、家族のつながりを感じられる場です。温かい空気で子どもを包みましょう。子どもは「愛され、守られている」と感じられるはずです。

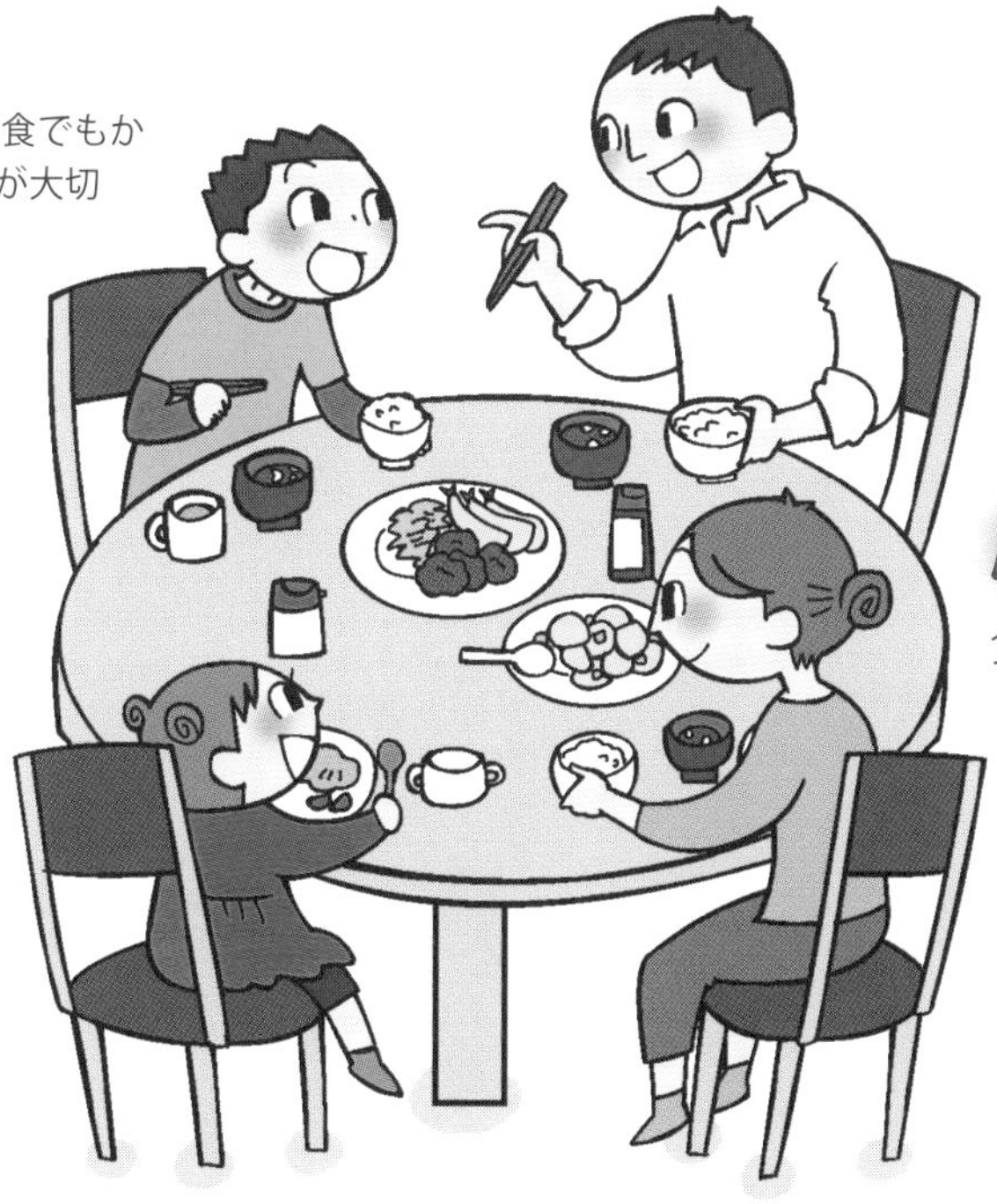

手作りにこだわらず、中食でもかまわない。３食とることが大切
心の栄養
食事は心を成長させる
体の栄養
９歳で大人とほぼ同じエネルギーが必要

食事の問題とは

孤食、朝食をとらない、清涼飲料水やスナック菓子の消費の増加、早食いによる過食、空腹感を満たすためのファストフードの摂取、不規則な食事時間、栄養の偏り、就寝前の間食など。大人にも共通する問題で、改善するには家族全員の協力が必要でしょう。

アドバイス

休日の「寝だめ」は避けよう

睡眠不足の解消や予防のために、休日に「寝だめ」をすればいいと考えていませんか。

寝だめはおすすめできません。生活リズムがくずれ、休日あけの数日は体調を悪くする可能性が高くなります。そもそも睡眠は毎日規則正しくとるもので、ためられるものではありません。

睡眠不足になった日は早く寝てその日のうちに取り戻します。

コラム

空気を読まないのは、それほど悪いことではない

同調圧力に屈するのと協調することは別

日本人は協調性があるといいます。周りに合わせて行動することが大切な場面はたしかにあります。ただ、協調は少数派の意見も聞きながら合意形成することですが、同調圧力に屈するのは、強引に従わされることです。そこに主体性はありません。自分が言いたいこと、提案したいことがあっても、空気を読んで引っ込めます。

「ディベート」が求められる

学校では「ディベート」の授業があります。それぞれが役割を決めて、意見を主張する練習です。

相手に反論することが日本人は苦手ですが、今の子どもたちが大人になるころ、苦手だといってすむでしょうか。自分の意見を言うこと、たとえ大勢の意見とは違っても、しっかり主張することを求められるでしょう。

場の空気、つまり大勢の見解で間違った方向に進もうとしていることもあります。そのとき空気を読まない人の存在は重要です。忖度をしない人が組織をひっぱっていく例もあります。

常に「空気を読むこと」が正しいとは限りません。空気を読まないことがそれほど悪いとは、いえないようです。

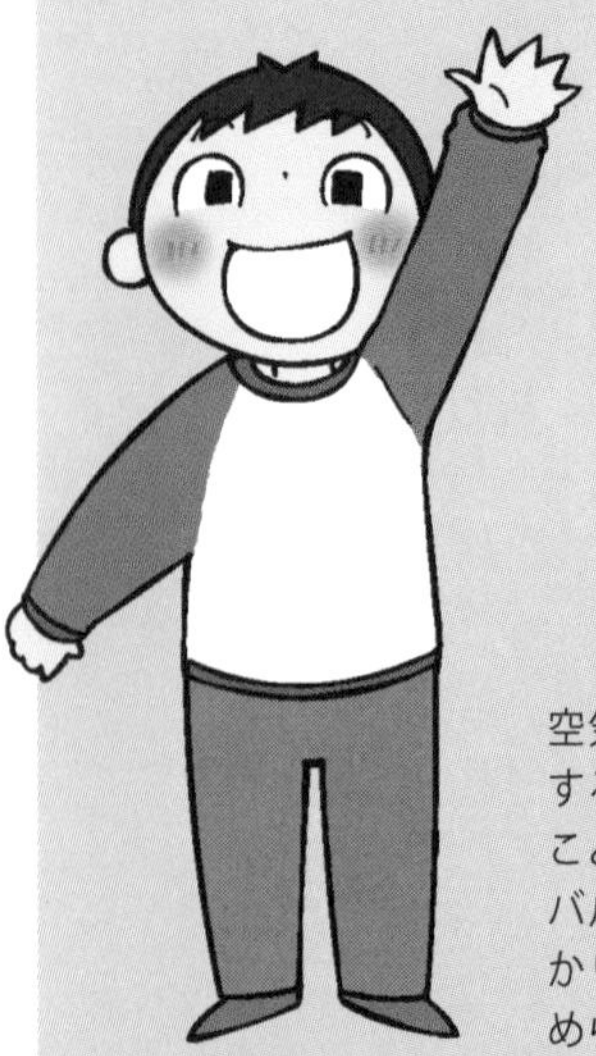

空気を読まずに発言するのは勇気がいること。しかし、グローバル化が進み、しっかり主張する力が求められている

こころライブラリー
空《くう》気《き》を読《よ》みすぎる
子《こ》どもたち

2020年6月9日　第1刷発行

監　修	古荘純一（ふるしょう・じゅんいち）
発行者	渡瀬昌彦
発行所	株式会社 講談社 東京都文京区音羽2丁目12-21 郵便番号　112-8001 電話番号　出版　03-5395-3560 販売　03-5395-4415 業務　03-5395-3615
印刷所	凸版印刷株式会社
製本所	株式会社若林製本工場

N.D.C.493　98p　21cm

ISBN978-4-06-520126-8

■ 監修者プロフィール

古荘純一（ふるしょう・じゅんいち）

青山学院大学教育人間科学部教育学科教授。小児科医、小児精神科医、医学博士。1984年昭和大学医学部卒。88年同大学院修了。昭和大学医学部小児科学教室講師などを経て現職。小児精神医学、小児神経学、てんかん学などが専門。発達障害、自己肯定感、不登校、ひきこもり、虐待などの研究を続けながら、教職・保育士などへの講演も。小児の心の病気から心理、支援まで幅広い見識をもつ。小児の精神医学に関する論文も多数ある。主な著書に『自己肯定感で子どもが伸びる――12歳までの心と脳の育て方』（ダイヤモンド社）、『日本の子どもの自尊感情はなぜ低いのか 児童精神科医の現場報告』（光文社新書）などがある。

■ 参考文献・参考資料

古荘純一『医療・心理・教育・保育の授業と現場で役に立つ子どもの精神保健テキスト　改訂第2版』診断と治療社

古荘純一『自己肯定感で子どもが伸びる――12歳までの心と脳の育て方』ダイヤモンド社

古荘純一、磯崎祐介『教育虐待・教育ネグレクト 日本の教育システムと親が抱える問題』光文社新書

古荘純一『「いい親」をやめるとラクになる』青春新書インテリジェンス

古荘純一『日本の子どもの自尊感情はなぜ低いのか 児童精神科医の現場報告』光文社新書

古荘純一『不安に潰される子どもたち――何が追いつめるのか』祥伝社新書

「子どもたちに幸せな未来を!」小学生版シリーズ③ 古荘純一ほか『うちの子の幸せ論－個性と可能性の見つけ方、伸ばし方』ほんの木

ewoman「佐々木かをりの win-win 対談　第48回」

●編集協力　オフィス201（新保寛子）
●カバーデザイン　長﨑　綾（next door design）
●カバーイラスト　佐藤香苗
●本文デザイン　南雲デザイン
●本文イラスト　めやお　千田和幸